アイデアを生かした

患者サービス事例集 改訂版

藤原ENTクリニック 院長 　**藤原 久郎** 監修
藤原ENTクリニック 事務長　**木村 結花** 著

経営書院

[はじめに]

　厚生労働省の「医療施設動態調査」によると、平成16年2月末現在、全国の稼働している医療施設は病院が9,106施設、一般診療所は9万6,339施設、歯科診療所6万6,029施設と公表されている。
　高齢少子化社会の現在、我が国の医療の最前線を支えているのは、ほとんどが開業医の診療所であると言える。
　診療所の特徴は、一般に半径3km地域の中での医療であり、地域の中で信頼をいただく努力、生き抜く精進が必要となる。病院規模の形態と異なるのは、無床診療施設では医療設備、人件費に対する医療原資の投資が少ないので、収支バランスは病院と比べ比較的厳しくない。このため、ある程度、院長個人の個性を生かす医療が可能である。しかし、その半面、組織としての形態をとりにくいので、マンネリ化すると細々とした医療に埋没してしまう傾向がある。
　自由主義国家であるのに社会主義的医療制度が根幹にあるという矛盾を持っており、保険で多くの縛りがあったり、画一的医療を押しつけられる半面、収入は保険制度に依存してしまっているのが我が国の医療体質であるが、診療所医療では患者さんとの個人的つながりが、病院と比べ密接な一面が特徴である。
　「患者さんのために」が病院、診療所のスローガンであろうが、その追求は昨今の医療情勢から右を見ても左を見ても厳しいものである。笛吹けど踊らず、向上心のない医師、医事スタッフ、看護師がどこにでもいる。
　患者さんの増患には、来院して治療してよかったなの感想が一番大事であるが、それには2つの要素がある。1つは病気が治ること、もう1つは気持ちが安らぐことである。ハード面はお金とアイデアでなんとかなろうが、ハートのソフト面の充実がないと、生き生きした診療所にはなり得ない。院長とスタッフが気持ちを一つにしたとき、大幅な増患が期待できるが、現実は厳しいものがあろう。
　アイデアとは、良いものを提供したい、スタッフの仕事がしやす

いようにと心がけて出てくるものであろう。日常、院内にはいろいろなところに問題が転がっている。患者さんの不満、不平、スタッフの苦労がアイデア材料である。少しでも患者さんに喜んでいただこうと考えて、平々凡々、日々実行したものである。普通のことをしていては普通に終わるものである。
　医療は金をかければ良いものができるわけでもない。平々凡々の中に、きらりと光るものがあればいいのである。

　　　2004年6月

　　　　　　　　　　　　　　　　　　　　藤原ENTクリニック
　　　　　　　　　　　　　　　　　　院長　藤原　久郎

CONTENTS

[はじめに] ……………………………………………………… 1

STEP 1　受付編 …………………………………………………… 7

1. 予約システムを考える ……………………………………… 7
2. 心のサービス～受付カウンターの生け花 ………………… 10
3. 患者さんへの声かけは「○○さん……」と名前から …… 11
4. 手荷物のお預かり …………………………………………… 12
5. 治療指示カード（1） ………………………………………… 14
6. 治療指示カード（2） ………………………………………… 16
7. 検査伝票 ……………………………………………………… 16
8. 5秒で出せるカルテシステム ……………………………… 18
9. お急ぎの人への対応「何時までに治療が終わるといいですか」と「お急ぎですか」の違い ………………… 21
10. クリニックのイメージ作り ………………………………… 22
11. VIP患者さん ………………………………………………… 22
12. 愛のメッセージ ……………………………………………… 23
13. 受付待合室のお茶サービスと紙コップ …………………… 28
14. 患者さんとスタッフの対話の距離 ………………………… 28
15. 患者さんとの温度差から学ぶ ……………………………… 31

STEP 2　診察室・カルテ編 …………………………………… 36

1. 患者さんの診察椅子 ………………………………………… 36
2. カルテ様式 …………………………………………………… 36
3. カルテフォルダー …………………………………………… 40
4. モニターで説明、オープンシステム ……………………… 42
5. 手書きメモで患者さんの心をつかむ ……………………… 44
6. 杖と車椅子の対応 …………………………………………… 44

CONTENTS

STEP 3　治療室編 …………………………………46

　1　予約状況を把握する…………………………46
　2　患者さんの膝掛け……………………………46
　3　点滴作業台……………………………………47
　4　音楽療法………………………………………47
　5　鍼・マッサージ治療…………………………48
　6　ベッドを使わず、リビング用チェアで治療をする……48
　7　治療器械の説明………………………………48
　8　オープンシステムは治療室からも診察室が観察できる…………………………………………49

STEP 4　中待合室編 …………………………………51

　1　未来のピカソ展………………………………51
　2　ユウケン文庫…………………………………53

STEP 5　会計編 ………………………………………54

　1　会計スタッフの心構え「すぐにいたします」…………54
　2　ENT通信の配布………………………………55
　3　会計待ちのスペースはより狭く、椅子は少なく………56
　4　未収金対策……………………………………56
　　(1)　未収金発生を事前に防ぐ…………………56
　　(2)　未収金の回収方法…………………………59

STEP 6　クリニックの戦略編 ………………………63

　1　カードシステム………………………………63
　　(1)　カードシステムの目的……………………63
　　(2)　レッドカードのきっかけ…………………65

CONTENTS

   (3) レッドカードの有効性 …………………………65
   (4) レッドカードシステムの問題点 ………………65
  2 ヒヤリ手帳………………………………………………66
  3 言葉の省略や曖昧な言葉をなくす心構え………………66
  4 スギ花粉症の患者さんへのハガキ……………………67
  5 中断患者対策……………………………………………70
   (1) 中断患者の状況と検索方法 ……………………73
   (2) 中断患者の情報入力 ……………………………73
   (3) ハガキによるフィードバックとそのテクニック …76
   (4) ハガキによるフィードバック率 ………………76
  6 カラオケのど自慢大会とバザー…………………………77
  7 広報誌……………………………………………………78
  8 エレベーターホールの伝言板…………………………89
  9 スタッフのチェックマーク……………………………90
  10 カンファレンス室の活用………………………………92
  11 スタッフの手作り作品…………………………………93

STEP 7 教育編 ……………………………………………95

  1 パートスタッフの勉強会………………………………95
  2 院内勉強会・朝の5分間ミーティング………………99

藤原ENTクリニック　患者さんとの対話術マニュアル …106

  1 患者さんとの会話が広がる技…………………………106
  2 「なるほど」「確かに」と大きくうなずく技 …………108
  3 患者さんとのアイコンタクトの技 ……………………108
  4 ミラーリングの技 ……………………………………110
  5 目配り、心配り、うなずきポーズの技 ………………111
  6 患者さんが本心を知る技………………………………112
  [終わりに]アイデアを生かした患者サービス……………114

STEP 1

受付編

① 予約システムを考える

　クリニックでは、「お忙しいあなたのために」「ご家族の看病で時間がとれないあなたのために」、特別に予約サービスを行っています。

　この予約のきっかけは、平成元年の開業以来、診療中や昼休みを使って行っていた外来手術のことからでした。当時は患者さんの外来数も少なかったため、診療中に手術を行うことができました。ところが、少しずつ患者さんが増えてくると、診療のかたわら、手術を行うことが難しくなってきました。そこで平成4年4月から、手術・検査の患者さんの時間を水曜日と定めて予約診療を開始しました。

　しかし、当時は、一般の患者さんに「予約する」という意識は薄いため、外来診療中の手術はかえって患者さんの不評となりました。「営業（診療）しているのに、どうして診てもらえないのか」と怒りだす患者さんもいました。開業医の悲哀というか、医師1人体制の厳しさを感じていました。そんな苦戦の中、手術・検査の予約に加えて、理学療法の予約枠を広げました。しかし、手書きの予約表は予約の書き漏れ、予約時間の変更の書き換え、キャンセルに手間が

図1　コンピューターの予約システム（1）

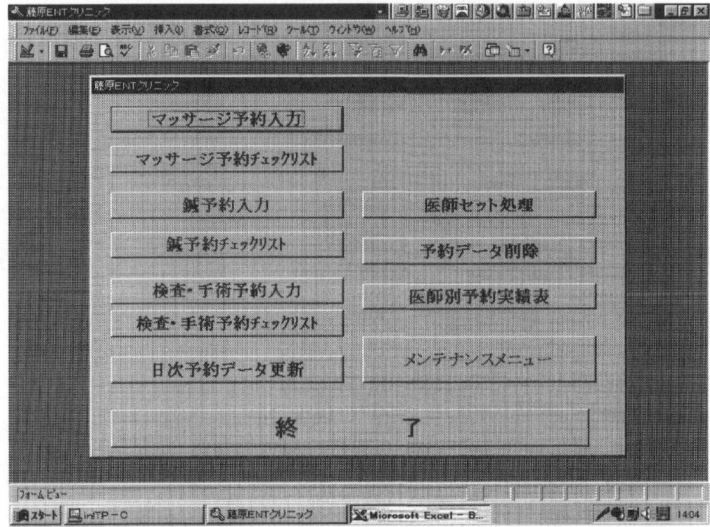

図2　コンピューターの予約システム（2）

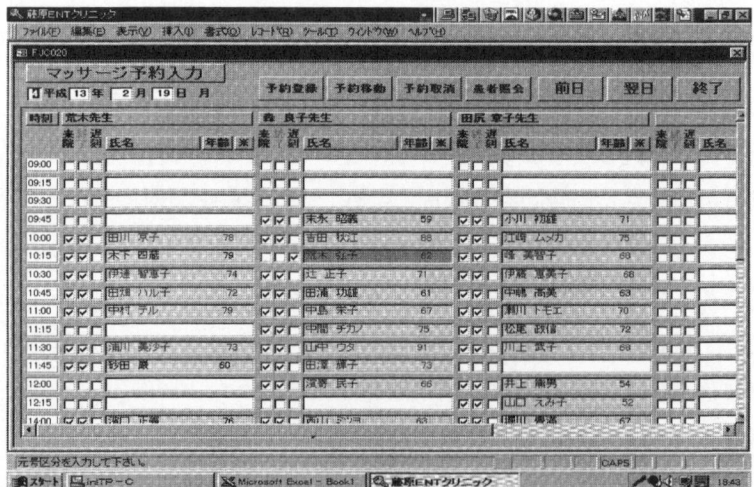

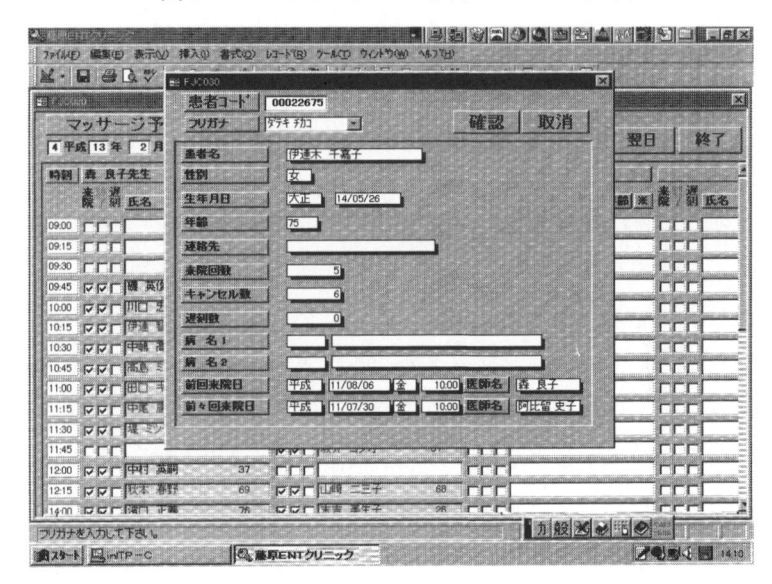

図3　コンピューターの予約システム（3）

かかりました。そこで移転を機に、院内の7台のパソコンにLANによる予約システムのソフトを入れました。

　この予約はWindows Microsoft Accessソフトを使ってオリジナルソフトを作りました。しかし、ソフト導入時は入力処理に5秒かかり、変更やキャンセルを各部署のパソコンに知らせるためには、さらに8秒かかりました。結局、入力処理から合わせると13秒かかるため、これでは患者さんへの対応が遅くなると、担当業者と1カ月間のやりとりをしました。

　そこで、予約システムをもう一度見直し、手術・検査に加えて、一般治療の予約も受け付けるようにしました。また、時代に合わせて、前述したように「お忙しいあなたのために」「ご家族の看病で時間が取れないあなたのために」、予約サービスを充実しました。特に、一般診療の時間帯ではなかなか通院できないお勤めの方や学生に合わせて、早朝診療（午前8時から8時30分までの受付）を実施

したところ、たいへん好評のようです。スタッフの勤務体制は早出スタッフが1人で対応します。それは、予約で行うため、前日のうちにすべての準備ができ、1人のスタッフで十分に対応できるのです。現在は表1の診療時間帯となっていますが、火曜・金曜日の午前8時30分からの診療は定評となっています。

　さらに日常診療の中のマッサージ・鍼の予約は、パソコン画面上の入力時間をさらに短縮しました（図1、図2、図3参照）。患者さんの予約登録、キャンセル、変更入力を2秒で処理します。また、院内LANによるネットワークで、各部署のパソコン画面にさらに2秒で変更を知らせることができるようになりました。この間の業者とのやりとりが3カ月。やっと、納得のいく院内LANによるシステムが稼働しました。現在、各部署へ情報がスピーディに流れ、患者対応にも効果を上げています。

表1　診療時間

診療時間（平成16年5月現在）
月・木曜日　　　午前9時〜午後12時30分　　　午後2時〜午後6時00分
水曜日　　　　　午前9時〜午後12時00分　　　午後2時〜午後5時30分
（但し、手術・検査の予約診療日、予約外の方は時間調整をして診察をします）
火・金曜日　　　午前8時30分〜午後12時30分　　　午後2時〜午後6時

心のサービス〜受付カウンターの生け花

　クリニックの受付カウンターには毎週月曜日、ボランティアによる生け花の作品が飾られます。このボランティアのご当人は草月流、師範の先生で、残念な事に、平成16年1月に85歳で他界されましたが、先生の意思を継いで、現在、74歳の師範の先生が当院でボランティア活動を続けてくださっています。何よりも先生方の創造性豊かな作品には、他の患者さんや我々スタッフは感動し、元気づけら

Step 1 受付編

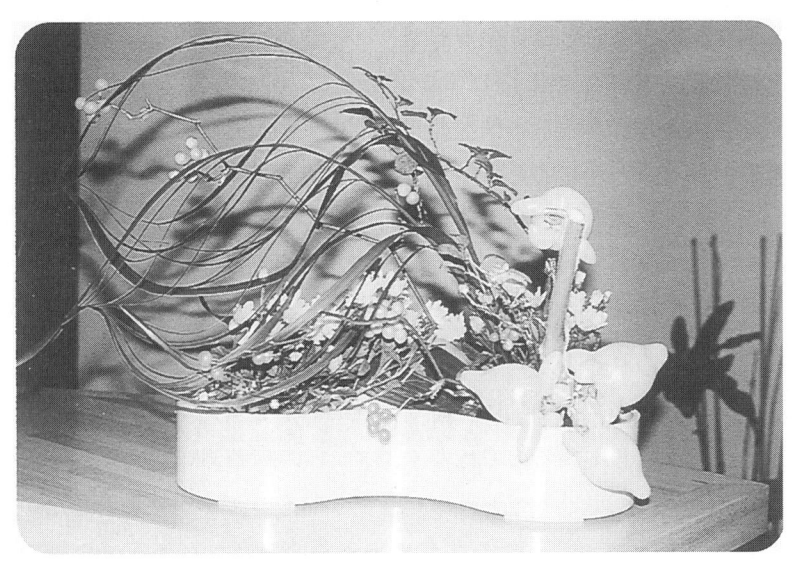

写真1　鮮やかな花の色が元気を与えてくれます

れています。また、お亡くなりになられた先生は常日頃から「当然、人様のお世話になっている年ではありますが、クリニックの生け花を通して、人様のお役に立っていることがうれしい」と語っていた言葉が印象的に今も残っています。

　受付カウンターの花はクリニックを訪れる患者さんの足を止め、花の優しさやひとときのゆとりに心がホッとしているようです（写真1参照）。

 患者さんへの声かけは「○○さん……」と名前から

　もし、私が他の医院を受診して、診察カードを出す前に「木村さん、今日はどうなさいましたか」と名前で声をかけていただいたら、きっと患者としてはうれしいでしょう。「私の名前をもう覚えてくれている」とハッとするでしょう。

　受付スタッフは、まず患者さんの名前を覚えて、「こんにちは」の

挨拶よりも先に、患者さんの名前「〇〇さん……」と呼んでから、次に挨拶することを心がけています。おかげで、患者さんからはハッとするような明るい顔が返ってきます。おそらく、このことは診療所レベルだからこそ可能なことだと思います。

　患者さんに最も近い診療所の受付窓口で、このような対応ができれば、患者さんの心をきっとつかむことができることでしょう。患者さんに笑顔で挨拶するのは当たり前のことであり、患者さんの名前まで覚えられるよう、受付のプロに望みたいことです。決して、当クリニックのスタッフに、特別に人の名前を覚えることの早いスタッフを配置しているのではなく、スタッフは、日頃から患者さんのカルテを読んでいること、事務スタッフもカルテから患者さんの情報を拾い、書き留めるからです。また、患者さんの病気以外のバックグラウンドを知ることで、自然と患者さんの名前も出てくるようになりました。

 手荷物のお預かり

　クリニックの受付では、患者さんの手荷物や傘を預かることがあります。以前、私がある病院にお見舞いに行ったとき、ご婦人の患者さんが、買い物帰りにその病院に立ち寄った様子で、紙袋を両手一杯に抱えていました。受付スタッフに「すみませんが、治療の間、荷物を預かっていただけませんか」。すると受付スタッフは「当病院では、患者さんのお荷物をお預かりしかねます。こちら（病院側のことでしょう）としては、何かあったときに責任が持てませんから」と、きっぱり断られていました。確かに、それも一理あります。患者さんは仕方なく両手に荷物を抱えたまま、治療室のある２階へエレベーターで上がっていきました。

　この出来事をきっかけに、私は自院を訪れる患者さんのことを思

い浮かべました。確かに患者さんの中には、手荷物を抱えて来院される方や雨の日に大切な傘だからと、院内に持ち込み治療されている方もいます。そこで、患者さんには身軽に診察や治療を受けていただこうと考え、患者さんの荷物や傘を受付で預かることにしました。

　まず、お預かり番号札を荷物に付けます。帰り際に間違いなく患者さんに荷物を渡すために、控えの札を患者さんのカルテの情報ポケット（図15、41ページ参照）に入れておくことにしました。カルテはほぼ同時に患者さんの動きに添って移動します。患者さんが治療を済ませ会計に向かうと同時に、会計処理と患者さんからお預かりした荷物を準備しておきます。

　今回の利点は、控えの札を患者さん自身のカルテの情報ポケットに札をはさむことでした。そのため、控えの札をなくされることなく、お預かりした荷物を患者さんに手渡すことができました。

　さて、荷物のお預かりは、ホテルでも美容室でも当たり前のこととして実施されています。ただし、クリニックの受付スタッフとしては、患者さんのほうから「この荷物を治療が終わるまで預かっていただけないか」と、言わせてしまっては失敗です。また、どの企業にも独自の接遇マニュアルはあります。

　例えば、マクドナルドのスタッフの対応はマニュアルどおりに完璧で、さらにどのスタッフも同じような口調で対応します。クリニックにおける患者サービスはいかがでしょうか。「手荷物をお預かりしましょうか」はマニュアルどおりの完璧な対応です。しかし、当クリニックのスタッフには、マニュアル以上のサービスを目指してほしいと思っています。そのためには「心」を教えなければなりません。その「心」とは、患者さんによっては、どんな大きな荷物でも手元に置いておきたい方、荷物の1つを預かっていただきたい方とさまざまです。

患者さんの状況に合わせて対応すること。これは、どんなマニュアルにも載っていません。

 治療指示カード（1）

耳鼻科のような処置を主に行う科では、順番どおりだと流れが悪くなるので、忙しくなると診察の前に治療を済ませることがあります。

例えば、超音波ネブライザー（喉吸入、鼻の吸入）やマイクロ波などがあります。クリニックでは医師の指示をいただいて、この治療指示カード(図4参照)を持って治療室に入ります。治療指示カードを看護師に渡して、治療の案内を仰ぎます。治療指示カードのサイズは縦13㎝、横7.5㎝と、患者さんが手に取って持ちやすいサイズにしてあり、ポケットに入るくらいの大きさです。カードは毎回使用するため、上質のケント紙で少々折り曲がっても折りしわが気にならない紙を使用しています。

このカードの利点の一つには、スタッフにしかわからない患者さんの情報を書き込むことができるため、カードから患者さん個人への対応ができます。例えば、カードにR・A・S・Dと丸印をつけて判断します。

R：クリニックにとってVIP患者さんです。VIP患者さんのほとんどが忙しい方であるため、だれよりも優先して治療や診察に誘導します。

A：アレルギーがある患者さんです。

S：スギ花粉症の患者さんです。花粉症のシーズンになると、ほとんどの患者さんが鼻をぐすぐすさせて診察されます。「とにかく早く治療をしたい」と思っているため、治療への案内もスピーディに行います。

図4　治療指示カード（1）　　図5　治療指示カード（2）

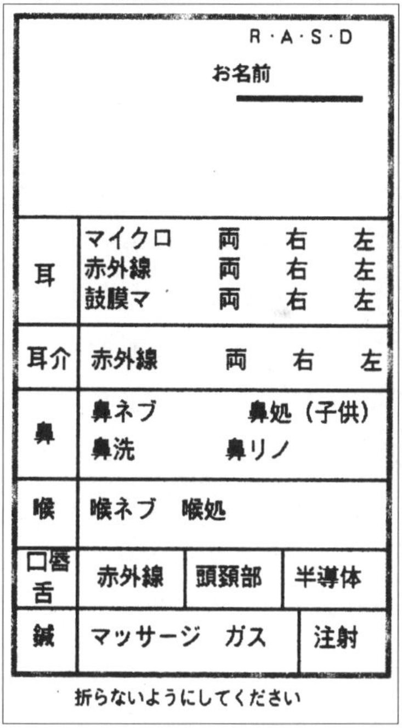

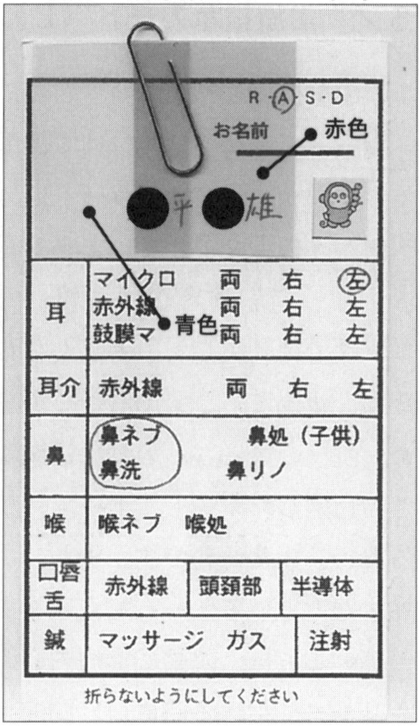

　D：Dizziness（眩暈症）めまいのことで、激しいめまいの時は嘔吐することがあり、看護師が注意して対応にあたります。
　また、名前の下のアンダーラインの先端が枠にかかっている場合は、感染症（HBs、HCV等）の患者さんであることを示しています。つまり、この治療カードの約束記号は、患者さん本人や他の患者さんが見ても全くわからないのですが、スタッフには一目でわかる利点があります。
　利点の2つ目は、カードを通じて患者さんの治療内容の確認ができ、治療内容の間違いがなくなったことです。現在、このカードが院内で大活躍しています。

治療指示カード（2）

　この治療指示カードには、さらに縦4㎝×横3㎝の半透明のカラーカードをクリップで付けて、患者さんの治療をスムーズに誘導しています。図5の赤色カードは、治療を済ませて患者さんが診察室へ向かう指示を示しています。青色カードは、術後の患者さんであることと、院長の診察を再度、受けることを意味しています。クリニックでは、決して患者さんをお待たせしない考えで順番どおりでなく、状況に応じて患者さんを誘導することにしています。そのため、院内の患者さんの動線は複雑になっています。

　この色別したカードによって、ひと目で患者さんの次の指示がわかるため、大変便利です。また、スタッフの患者さん誘導ミスがゼロ％になっているといっても過言ではないでしょう。むしろ、ミス率の高いことは、院長に治療内容の指示をいただき、カラーカードをクリップで付ける時に付け間違えてしまうことです。

　また、患者さん自身が治療カードを持って院内を移動するため、治療途中でカードをなくしてしまうことや、クリップで止めたカラーカードがはずれることなどの新たな問題点は発生しています。しかし、患者さんの誘導がすみやかに対応できることと、治療内容の誤りや確認に大変効果を上げています。

 ## 検査伝票

　治療カードと同じく、院長の指示をいただき検査へ患者さんを誘導するために検査伝票（図6参照）を使っています。この伝票の発信は診察室の院長からです。院内で実施できる主な耳鼻科の検査を大きく3つに分けて、その番号を簡単に記入できるようにシンプルに作っています。

図6　検査伝票

```
                    検査伝票
氏名                        （男・女    歳）
 1、 標準純音聴力検査（骨導有・無）
 2、 簡易聴力検査
 3、 チンパノメトリー
 4、 耳小骨筋反射検査
 5、 内耳機能検査                    □
      a、SISIテスト
      b、ABLB法                    □
 6、 耳鳴検査
 7、 標準語音聴力検査                □
 8、 重心動揺計
 9、 鼻腔通気度検査
10、 OAEアナライザー                □
11、 _____
12、 _____

     《レントゲン》
 1、 鼻2方向
 2、 アデノイド（正面・側面）        □
 3、 （　）耳2分画
 4、 （　）顎関節                    □
 5、 咽頭部
 6、 頚部
 7、 胸部
 8、 _____

     《CT》
 1、 副鼻腔                          □
 2、 （　）耳
 3、 頚部                            □
 4、 頭部（造影有・無）
 5、 _____

 1、 診察室のベッド                  □
 2、 中待合室
 3、 治療の後、説明                  □
 4、 皮内反応検査
 5、 術前検査（皮内有・無）          □
 6、 手術の説明
 7、 検温・血圧測定
 8、 採血（炎症・術前・アレルギー・　　）
 9、 次回説明
      （そのまま会計・治療の後会計・　　）
                                     □
 A、 ご気分が大変悪い
 B、 聞き取りにくい                  □
 C、 急いでいる
```

続いて、伝票の「1．診察室のベッド」以下9つの項目は、検査後の患者さん誘導の指示です。この指示によって、患者さんはスピーディに次の対応となります。また、この伝票の一番の特徴は、患者さんのそのときの状態を知るA、B、Cの項目です。例えば「B・聞き取りにくい」その情報が検査施術者に早めにわかっていると、患者さん対応の際も検査スタッフは患者さんの耳元で話しかけたり、筆記を行ったりとスムーズに対応できます。ましてや、検査を実施する患者さんの70％近くが初診であるため、患者さんの緊張感を解きほぐす意味でもこの患者状況欄は便利です。また、図6の伝票は当日の検査実績の集計にも役立ち、レセコン入力との照合ができます。
　さて、医療サービスの基本は、いかにミスが少ないかであり、この伝票はミスが少なく、院内では大変効果を上げています。

5秒で出せるカルテシステム

　年々増えていくカルテには、当クリニックも頭を悩ませています。現在、カルテ保管は3年ごとに区切って、事務フロアー、カンファレンス室カルテ棚、事務倉庫へと保管しています。
　さて、多くの病医院で患者さんが久しぶりに受診すると、1年くらい前のカルテならば、だいたいスムーズに取り出せますが、4〜5年前のカルテになると、なかなか出てこないのが現状のようです。患者さんはその間に「私のカルテはあるのかしら」と、不安な気持ちで待っているのでしょう。カルテを探しに行ったスタッフもなかなか戻ってこないからです。そのうち患者さんは「私はここに来てよかったのだろうか。別の病院へ行けばよかった」と心の中でつぶやきます。
　以前、K県のある眼科を見学したときに、次のような状況に遭遇

しました。1日外来患者数が400人の眼科で、受付は新患で朝から混雑していました。3年前に受診されたという患者さんのカルテを、1人の受付スタッフが倉庫へ探しに出かけました。雑然とした倉庫の中には、何十個もの薬品の箱が置かれ、保険別に患者さんの登録番号が記されてありましたが、その患者さんのカルテはなかなか見つかりません。すでに患者さんは退職者保険に変わっていたために、結局カルテは見つかりませんでした。患者さんはたいへん不安そうな顔で、長く待たされたという苦痛の様子でした。

この経験から、久しぶりに来院された患者さんでも、すぐにカルテを出して診察を受けていただけるように、「5秒でカルテを出すシステム」を院長と考えました（図7）。

患者さんにとって一生変わらないのが姓名です。この名字と名前を色と数字で組み合わせて、患者さんを検索するシステムを考案しました。その検索方法を紹介します。

名字が五十音のア行からワ行まで10色の円型カラーラベルを使います。使用するラベルはエーワンラベルで9㎜サイズです。エーワンラベルはカラーも豊富で、1,456片入り300円前後と値段も手頃です。

「木村結花」のカルテ検索方法

木村はカ行で緑色のラベル、きむらの「き」は母音が「い」で2番目となります。名字の最初の字の母音を1番目から5番目とし、母音の「あ」1番、「い」2番、「う」3番、「え」4番、「お」5番と区分します。次に、名前は母音で5色のカラーペンのラインで分けます。結花（ゆか）は、名前の最初が「ゆ」でその母音は「う」となるので、緑色のラインになります。

当クリニックでは入職すると、まず、このカルテ検索システムを

図7 カルテ検索システム

名字 ●ラベル

あ行	赤色
か行	緑色
さ行	蛍光オレンジ色
た行	蛍光ピンク色
な行	青色
は行	オレンジ色
ま行	ピンク色
や行	黄色
ら行	茶色
わ行	蛍光黄緑色

名前（母音）ライン

あ	赤色
い	黄色
う	緑色
え	茶色
お	青色

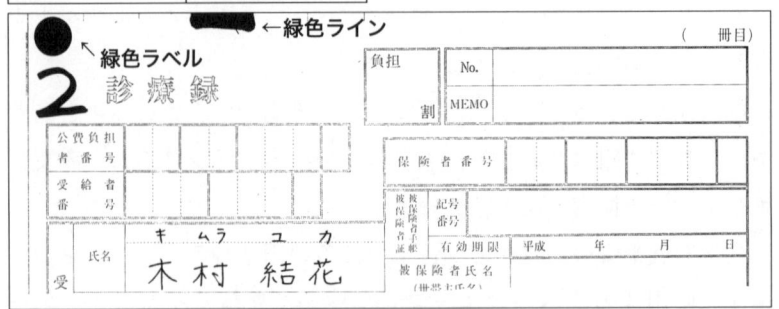

覚えてもらいます。色と数字の組み合わせを覚えてしまえば、簡単にカルテを取り出せます。カルテ検索の際に、他の病医院でよく使われる患者登録のカルテ番号から捜す方式や電動カルテ検索機よりも瞬時に患者さんのカルテが検索できます。その結果、スタッフの業務の効率アップと、患者さんを待たせないことにつながっています。

事例1

患者鈴木「鈴木ですが、昔かかったことがあります」
スタッフN「鈴木さんですね。鈴木さんのお名前を教えてください」
患者鈴木「鈴木一郎です」

スタッフN 「すずきいちろうさんですね。はい、わかりました。すぐに準備をします」

　受付では患者さんのカルテを出すために、患者さんには上記のことしか尋ねない。

　スタッフNは、患者登録画面で患者さんが前回来院された最終来院日を確認する（2秒）。

　「すずき」の「す」はサ行の3番で、エーワンラベルでは蛍光オレンジマーク。「いちろう」の「い」の母音は「い」で、黄色のラインであることをスタッフが頭の中で確認してカルテボックスから検索する（2秒）。

　取り出したカルテが、来院されている「鈴木一郎さん」で間違いがないかを保険証と照合する（1秒）。

事例2

　患者Aさんは年頃の女性です。
患者A「こちらには以前に一度、受診しました」
スタッフI 「お名前は阿部弘子さんで受診されましたか」
患者Aさん「その頃は古川でした」
スタッフI 「はい、わかりました。古川弘子さんですね。すぐにカルテを準備します」

　スタッフは患者登録画面で「古川弘子」を確認して、ふるかわの「ふ」はハ行の3番でオレンジマーク、ひろこの「ひ」は母音が「い」で黄色のラインになり、5秒でカルテを出しています。

 お急ぎの人への対応「何時までに治療が終わるといいですか」と「お急ぎですか」の違い

　患者さんがイライラして待っている様子を見て、受付スタッフが「お急ぎですか」と尋ねることがあります。当然、急いでいるために

イライラして待っているのですが、「お急ぎですか」より「何時までに治療が終わるといいですか」、「何時にここ（クリニック）を出られると間に合いますか」と尋ねたほうが患者さんには好感的なように思えます。もう一つ言葉を添えるならば、混み合った診察室の様子を見て「時間がかかるだろう」と不安に思う患者さんには「多少、混み合っていますが、○○分頃には診察ができるでしょう」と、声をかけると患者さんも安心します。

　患者さんを気持ちよくお待たせする受付スタッフの話術が光るところです。

 ## クリニックのイメージ作り

　本来、病院は静かなところで「走ること」や「大きな声で話すこと」はタブー視されてきたと思います。しかし、外来クリニックでは、患者さんへテキパキしたイメージを作ることも大切であると考えます。そのため、スタッフにはクリニックの中を、できるだけ急いで歩くようにすすめます。また、話の内容次第では、他の患者さんにもわかるように、大きな声でテキパキと話すことを指導しています。そのほうが誠心誠意、患者さんへのサービスに努めているイメージにつながるようです。

 ## VIP患者さん

　患者さんは口コミによる評判で病院を選ぶことが多いと思います。当クリニックの場合もそうですが、家族の1人が受診されると、いつのまにか家族全員が受診していることがあります。特におじいさん、おばあさんが受診されると、その家族全員がクリニックの患者さんになるケースが多いことに気づきます。

　さて、患者さんの中には、友だちを紹介してくれる患者さんがい

ます。

　患者Sさんは「今日は私のお友だちのTさんを連れてきました。Tさんも私と同じように最近、聴こえが悪くなったそうで、診てあげてください」と、得意そうにTさんを紹介します。

　クリニックでは、TさんをVIP患者として対応します。治療カードの活用で紹介したとおり、VIP患者さんカードにRのマークが入ります。TさんもRマークの患者さんです。Tさんが気持ちよく受診されて帰ることができれば、Sさんも紹介してよかったと思います。もし、Tさんが不満に思えば、せっかく紹介したSさんもイヤな思いがして、結局2人の患者さんを失うことになります。クリニックでは治療カードのRマークと併用して、カルテにも紹介患者には「○○さんからのご紹介」と、誰が見てもわかるようにカルテに書き込むことにしています。

 愛のメッセージ

　電話メッセージを始めた当初は2〜3件、最近では5〜6件の患者さんへ愛のメッセージを送っています。つまり、1カ月で述べ110〜130件、年間では1,300件以上も患者さんへ電話をかけている計算になります。また、最近の傾向として「痛みがあったから」とか「嘔吐があったから」という直接、病気に関わる症状だけで電話するのではなく、1人暮らしであるとか、家族が病気で受診できないと連絡をくださった方に、クリニックが患者さんの生活の一部となり、電話メッセージを入れる件数が増えています。こういった情報は、意外と現場スタッフから上がってき、すぐに対応するように心かげています。2〜3件で始めた愛のメッセージは、今では当院の増患対策の要ともいえる業務になっています。しかし、一番の効果は現場スタッフが、患者さんの病気以外の情報をキャッチできる

ようになったことです。

当院の愛のメッセージで、患者さんは「私のことをここまで考えてくれた」とか「こんなに私のことを心配してくれた」と感動されることがあります。そこで、患者さんの感動の評価として、3つの事例を紹介し、解説します。

感動の評価1

平成15年10月14日、初診の患者さんです。離島から来院され、当院受診前は自宅に近い耳鼻科で治療を受けていたそうです。まず、最初の患者さんの感動は、翌日の15日にスタッフが自宅へ連絡をしました。その内容は「昨日、遠方より来院いただきありがとうございました。薬を処方させていただきましたが、しばらく、薬を続けてください」と留守番電話にメッセージを残しました。メッセージを聞いた患者さんから「わざわざお電話をいただき、ありがとうございました。無事に帰りました。離島なので、次回は2週間後におうかがいします」折り返しの電話がありました。さて次の感動は、20日前後にあたる10月21日に、担当スタッフが電話をかけました。「その後、いかがでしょうか？」ここで「私のことを覚えていてくださった」と感激され、現在もこの患者さんは月1回のペースで受診されています。さらに同じ職場の友人、母親、友人の子どもと広がり、受診されています（図8参照）。

感動の評価2

平成15年10月14日、初診。喉嗄れの患者さんで、19日に歌の発表会を控えているという一大事です。受診された翌日、スタッフが患者宅へ電話。「喉の調子はいかがでしょうか？」。患者さんは「昨日、受診後に歌いに行ったら、いい声がでました。これからそちらへ出かけようと思っていました。心配をいただき、ありがとうございます」。

発表会は19日。さて、この患者さんの感動は、20日、スタッフが

Step 1 受付編

図8 感動型評価 その1

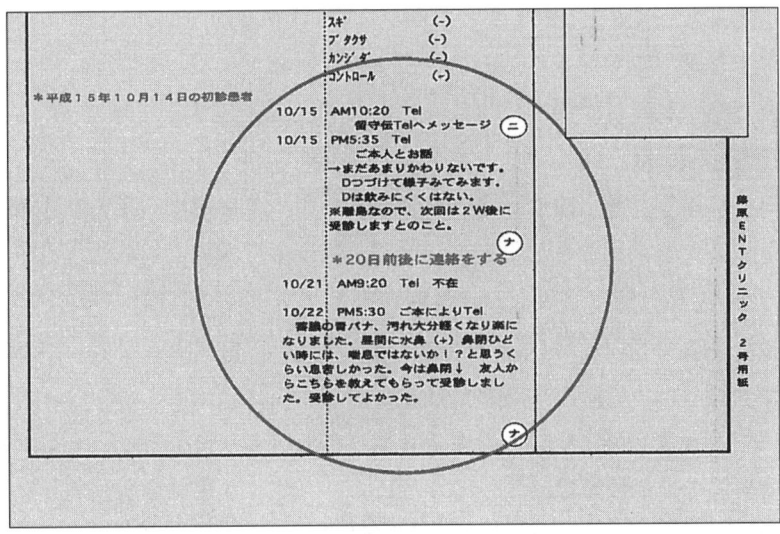

図9 感動型評価 その2

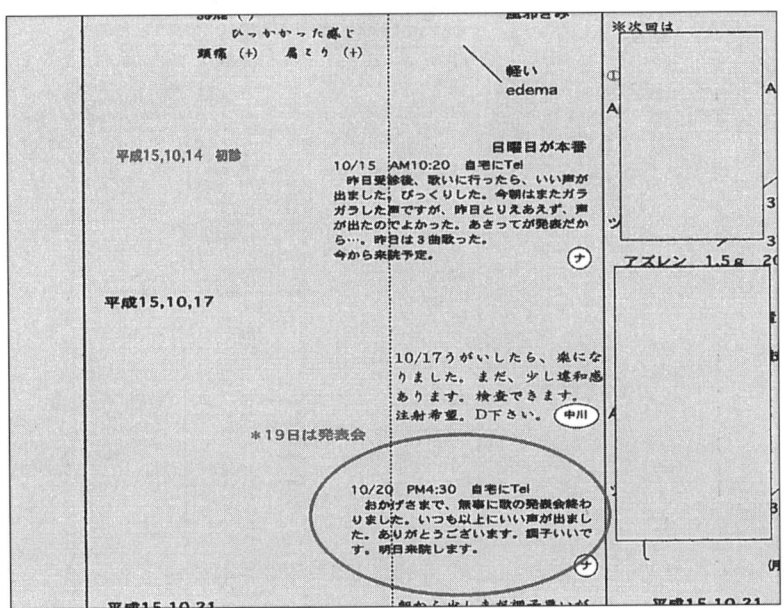

患者宅へ電話をかけました。「昨日の発表会は無事に終わりましたか？おもいっきり、歌えましたか？」。患者さんは「私のことをここまで心配してくださり、ありがとうございます」と。その後、同じ歌の仲間が同じ症状で受診されています（図9参照）。

感動の評価3

　小学4年、滲出性中耳炎の患者さんです。3月22日に風邪で耳痛を訴え受診されました。そこで、23日に一度、当院より電話。不在のため、留守電にメッセージを残しました。「昨夜、耳痛はいかがでしたか」。24日、母親より電話をいただき、「おかげさまでよく治ってきました。ご心配をいただきありがとうございます」。

　4月8日、再び受診、風邪で耳痛。小児科より投薬中ということで当院では治療だけ。そして4月12日、当院より電話をかけました。「学校が始まりましたが、その後、元気に出かけていますか？」。母

図10　感動型評価　その3

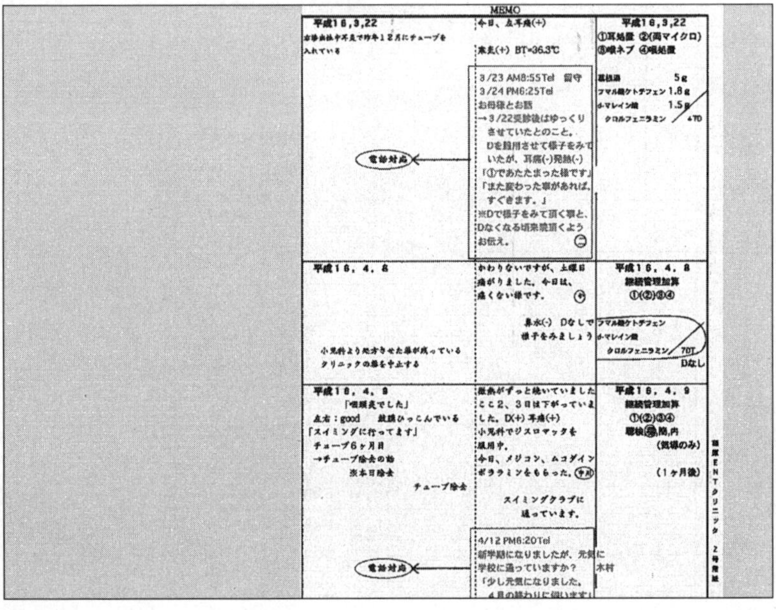

親より「ずいぶん、元気になりました。気にかけていただき、ありがとうございます」と感激（図10参照）。

　紹介した3つの事例は、患者さんの日常生活を気にかけ、さりげなく電話した事例です。しかし、患者さんにとっては大きな感激があったようで、これらの患者さんは今度も当院の固定患者となり、当院を指示する口コミ患者さんとなっていきます。感動こそが患者さんへの最良の医療サービスなのかもしれません。

図11　質問メモ

（表面）

質問メモ　　月　　日　お名前（　　　　）

＊　メモはスタッフにお渡し下さい。

（裏面）

お返事　　　　　　　　　　　　月　　日

受付待合室のお茶サービスと紙コップ

　クリニックの受付ではお茶のサービスをしています。お茶は温かい漢方の健康茶です。患者さんは、診察に入られる前や終わってから、喉を潤しています。ここで使用する紙コップは、コーヒーショップや自動販売機で使用するコップよりも、小さなものを使っています。一般の紙コップは、高さ8㎝、飲み口が直径7㎝で205cc入る容器です。クリニックで使用している紙コップは、高さ5.5㎝、直径5㎝のもので2口程度で飲み干す100cc容器です。また、一般のもの（1個7～8円）よりも単価が2～3円安くなります。

　小さな紙コップでよかったことは、飲み残しがないため、お茶コーナーの周りはいつもすっきりと片付いています。また、ポットでの補充も従来の一般紙コップに比べて、補充回数が少ないため、担当者は大助かりです。

 患者さんとスタッフの対話の距離

　クリニックの受付カウンターはオープンカウンターで、新患専用のカウンターと再来専用のカウンターに分けています。新患のカウンターには椅子を置き、座って対応をするようにしています。初めて訪れる患者さんは不安と緊張感でいっぱいです。受付では、できるだけゆっくりと対応するために、患者さんへの予診カード（図12参照）の記入説明、さらにクリニックの治療の流れとして院内見取図（図13参照）を見ながら説明します。クリニックは矢印のようにロータリー方式で、受付と会計が全く反対の方向にあることを十分に説明しておきます。それは患者さんの中には習慣として、診療や治療が終わったら受付へ戻ってこられるケースがあるからです。

　さて、新患とスタッフの対話の距離は60㎝程、最も近い対話の距

図12　予診カード

```
※ご記入の際、わからないことはお気軽に私にお申し付けください。
┌─────────────────────────────────────────┐
│フリガナ                                  │
└─────────────────────────────────────────┘
お 名 前＿＿＿＿＿＿＿＿　　　記入時間＿＿＿＿＿＿＿
緊急連絡先＿＿＿＿＿＿＿＿　（自宅・職場・携帯・FAX・その他）
・緊急連絡のときには、当院の名前を言ってもいいですか？（はい・いいえ）
　　　　　　　　　　　いいえの場合→＿＿＿＿＿＿＿＿＿＿
　　　耳　一般　わかる所だけ記入してください。時間短縮になります。
お急ぎですか？（はい・いいえ）→（＿＿時＿＿分）までにここを出たい。
●一番お困りの主症状は？【1つだけ選んでください】
(耳だれ・耳痛・耳閉・耳痒・難聴・耳鳴り・その他＿＿＿＿＿＿＿＿＿)
●いつごろから(＿日前から・＿週間前から・＿カ月前から・＿年前から)
●特にひどかったのは（今日・昨日・＿＿＿日前）
●最近まで耳鼻科にかかっていましたか？　（はい・いいえ）
●主症状に伴う他の症状は【耳・鼻・喉・その他の部位・全身症状等】
　　　　　　　　　　　　　　　　　　　　　　　　　　　＿＿＿＿
●治療についてのご希望、ご質問【遠慮せず何でも書いてください】
　　　　　　　　　　　　　　　　　　　　　　　　　　　＿＿＿＿
●お仕事は？＿＿＿＿＿＿＿＿　●妊娠は？（はい・いいえ）
●生活は？(一人暮らし・夫婦二人・独身一人暮らし・単身赴任一人暮らし)
●他科で内服中の薬を今日は持って来られましたか？（はい・いいえ）
　（服用中の薬）＿＿＿＿＿＿＿＿＿＿＿＿＿＿＿＿＿＿
●嫌いな薬は＿＿＿＿＿＿＿＿＿＿＿＿＿＿＿＿
●注意するよう指摘されている薬は？
　　　　　　　＿＿＿＿＿＿＿＿＿＿＿＿＿＿＿＿
●現在、薬をもらっている先生は？
　　＿＿＿＿先生（＿＿＿＿科）　＿＿＿＿先生（＿＿＿＿科）
　　　　　　＿＿＿＿先生（＿＿＿＿科）　＿＿＿＿先生（＿＿＿＿科）
●次は（　明日　あさって　　　日　）に受診できます。
●「支払いについてのご相談はありますか？」（はい・いいえ）
☆もうすぐご案内いたします。
```

図13　院内見取図

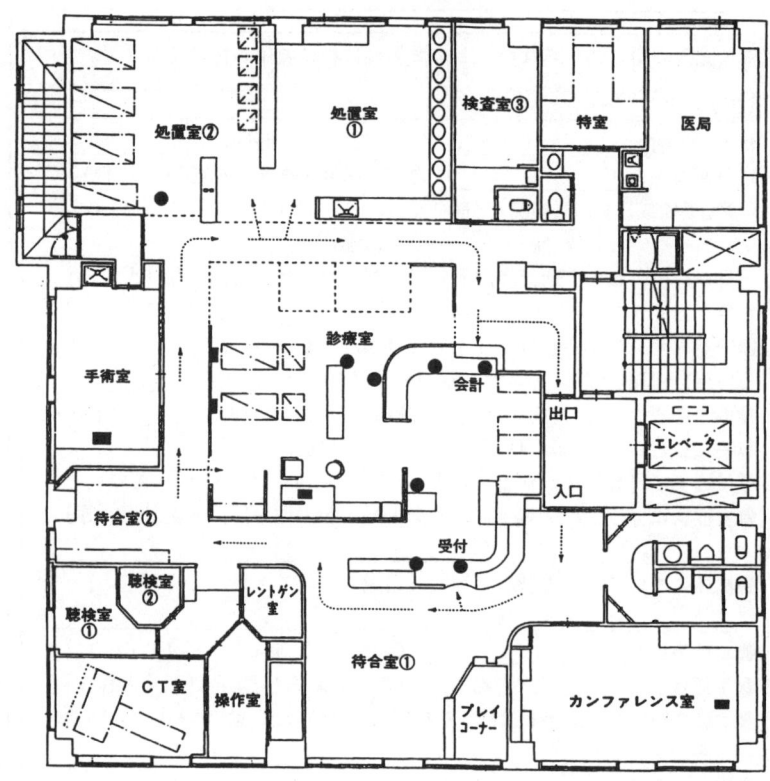

離です。しかし、患者さんによっては警戒心から近い距離を大変、気にされる方もおられるようで、そのような方の場合はまず、1m弱の距離を置いてから、まず、対話に入ります。1m弱に保っておけば、さらに一歩、踏み出せばすぐ距離が縮まります。

　再来患者さんに対しては、スピーディに対応をするために立ったままカウンター越しに話をします。その距離は90cm、あるいはそれ以上あるでしょう。しかし、患者さんは満足なのです。患者さんの

気持ちを察すると「早く、治療をさせてもらいたい」「早く、診察で先生に症状のことを話したい」などと思っているからです。再来患者さんにとっては、スピーディに対応してこそ、最高のサービスなのです。

しかし、何よりも患者さんの様子を見ながら対話の距離を考えることを、患者さんと「うまく話すコツ」として、スタッフに教えています。以下にいくつかのポイントを上げておきます。

なお、STEP 7 教育編で当院の「患者さんとの対話術のマニュアル」(106ページ～参照)を載せていますので参照してください。

1．「おはようございます」「こんにちは」は先に言いましょう。相手に与える印象は瞬時で決まります。やはり、第一印象は「見た感じ」「聞いた感じ」が大切です。
2．声のトーンにも気を配ってください。
3．つまり、その医院の印象は、あなた個人が評価されるのではなく、医院の評価となります。

患者さんとの温度差から学ぶ

最近、患者さんとの関わり合いの中で、気になることがあります。それは患者さんとの間で感じるビミョーな「温度差」です。普段、私たちは、気温の差とか物の温度の差という意味で「温度差」という言葉を使っています。しかし、「温度差」は、人と人の認識度の差や意識の差という時にも使われる言葉です。日常診療の中でも人と人が関われば、当然、そこに意識の違いが生じ、温度差を感じます。では、私たちの周りでは、どんな温度差を感じるのでしょうか。医師とスタッフ間の温度差、あるいはスタッフ間の温度差、そして、医師と患者、患者とスタッフの温度差などあります。しかし、私は温度差があることを決して、面倒なことだとは思っていません。む

しろ、温度差を感じることで、相手のことをより理解しようという気持ちが働き、さらに、自分がどうすればいいのかを認識できるようになると思います。院内における人と人との「温度差」は、院内活性化に効果的だと考えます。

では、ここで患者さんの温度差を業務改善に有効的に活用した取り組みを紹介ます。

事例1 温度差の事例

　患者のAさんは最近、声がかすれやすく、喉がつまった感じがすると訴え、当院を受診されました。Aさんはきっと喉頭癌だろうと思い込んで来院されました。院長は診断の時「歌いすぎで声帯に炎症を起こし、声帯結節ができている。しばらく、歌をお休みされたほうがいいでしょう」と説明しました。しかし、Aさんは三度の食事よりも歌うことが好きな方で「しょせん、先生には自分の気持ちなどわからない」と決めつけてしまいました。そのため、Aさんは治療に対する意欲も湧かず、相変わらず、歌を歌いながら、喉はつまった状態で治療を続けています。結局、院長の「歌をお休みされたほうがいい」というひと言が、Aさんと院長の間に温度差が生じたようです。つまりAさんと院長との間に、歌に対する意識の違いがあったのです。

　ところが、同じような症例のBさんに院長は「歌はお休みされたほうがいい。しかし、(歌うことは)あなたの大好きなことだから、また、歌えるように治療を続けていきましょう。私も歌は好きですよ」と言葉を添えたことで、Bさんは意欲的に治療を続け、驚くほど症状が回復しました。Bさんは、院長が歌好きであるということが、自分を理解してくれたと身近に感じ、仲間意識となったのだと思います。

　次に、ある日帰り手術をされる医院で、患者と院長の考え方に温

度差を感じました。普通、だれでも病気になると気が弱くなったり、甘えたりします。ましてや手術をするとなると「先生、私の手術は成功するでしょうか。手術はとっても怖いのですが」と患者さんは不安でたまりません。ところが、院長先生は「大丈夫。大丈夫。きみは大丈夫だよ」と。院長先生にとっては、あまり時間もかからない簡単な手術です。ここに「温度差」の違いがありました。

事例2　保険証の確認

　どの医療機関でも月初めになると、必ず保険証の提示をお願いします。しかし、なかなか、患者さんの提示が徹底されていないというのが、受付の悩みの種です。そこで、患者さんの温度差に合わせて、再度、会計で声をかけるようにしました。図13を参照ください。120坪のフロアーの当院の見取り図です。当院の特徴は患者さんの流れがスムーズに流れるように、受付→診察室→治療・処置→会計とロータリー方式としているところです。そこで、この流れを利用して、受付と会計の2カ所で患者さんへ保険証の次回の提示をお願いすることにしました。

　まず、患者さんの来院時（受付）に保険証の提示をお願いする時、「こんにちは。○○さん、今日、保険証はお持ちになられていますか？」と尋ねます。そうすると、だいたい3つのパターン（F1～F3）で返事がかえってきます。

　F1は好意的に保険証を次回、提示されている患者さんで「はい、わかりました。次回、（保険証）お持ちします」と返答されるでしょう。

　F2は「今日、保険証はお持ちになられていますか？」というと「……」と何も答えなかったり、「先月、見せたばっかりなのに、また、持ってくるのですか」など、あまり協力的でない態度の患者さ

んを示しています。

　F3は、「何度も持ってくる必要はない！」とか「保険番号は変わっていないから、提示しなくてもいい」と非協力的な患者さんを示しています。

　カルテ2号用紙の日付のところにF1〜F3のマークを付けます。

　そのマークに従って、会計のスタッフは次のように対応します。

　F1の患者さんなら「では、次回の来院に保険証をお持ちいただけるそうで、ありがとうございます」と仲間意識的な口調で再度、念押しをします。

　F2の患者さんには、受付で尋ねたように「今日、保険証はお持ちになられていますか？」とは言いません。それは「先ほども受付でも同じことを言われた」と不愉快になられる恐れがあるからです。むしろ、会計スタッフは「（会計を済ませたあと）ところで、保険番号は変わっていませんか？ご都合のよろしい時に、（保険証の）確認をしておきましょうか」と、やはりここでも仲間意識的な言い方で保険証の提示を促しています。

　F3については、しばらく様子をうかがいます。当院を受診して良かったという意識を持ってもらった時、患者さんの様子を見て、保険証の話を切り出すことにしています。つまり、患者さん1人ひとりの保険証に対する温度差が違うため、皆、同じ言い方で「次回は必ず、保険証を見せてくださいね」と言っても、患者さんの心には響かないでしょう。

　さて、当院では、患者さんの温度差を感じながら、その時々で対応することにしています。そのため、以前に比べ、保険証の提示への協力者が、若干、増えてきました。

　ただし、温度差を埋める方法は、よく話をすることだと思います。医院と患者さんのコミュニケーションは、決して一方通行では成立

しないため、相手を理解しようという気持ちから信頼関係も生まれてくると考えます。患者さんの気持ちをより理解してあげることで温度差は縮まっていき、Ｆ３がＦ２に、そしてＦ１へなっていくのだと思います。これはスタッフ教育にも大変、効果を上げた事例です。

STEP 2
診察室・カルテ編

① 患者さんの診察椅子

　診察室の椅子は、当クリニックの医療に対するスタンスを表しています。初めて受診された患者さんは、院長の椅子と勘違いして小さな椅子（現在、院長が座っている椅子）へ座り直すことがあります。この椅子は、診察を怖がる小さな患者さんがお母さんといっしょにゆったり座れるため、診察もスムーズに行え、有効的な働きをしています。また、スタッフ教育においても効果的で、スタッフの意識の中に、自然と患者さん中心というクリニックのスタンスが身についているようです（写真2参照）。

② カルテ様式

　一般にカルテの2号用紙には、患者さんの既往症、原因、主要症状などの医師が記載する部分と、処方内容や処置等を記載する部分の2つに分かれています。

　これまでカルテは医師が記載するものという考え方がありました。しかし、当クリニックでは図14のように、2号用紙を3つに分けています。2号用紙中央は、看護師はもちろん、コ・メディカルスタッ

Step 2 診察室・カルテ編

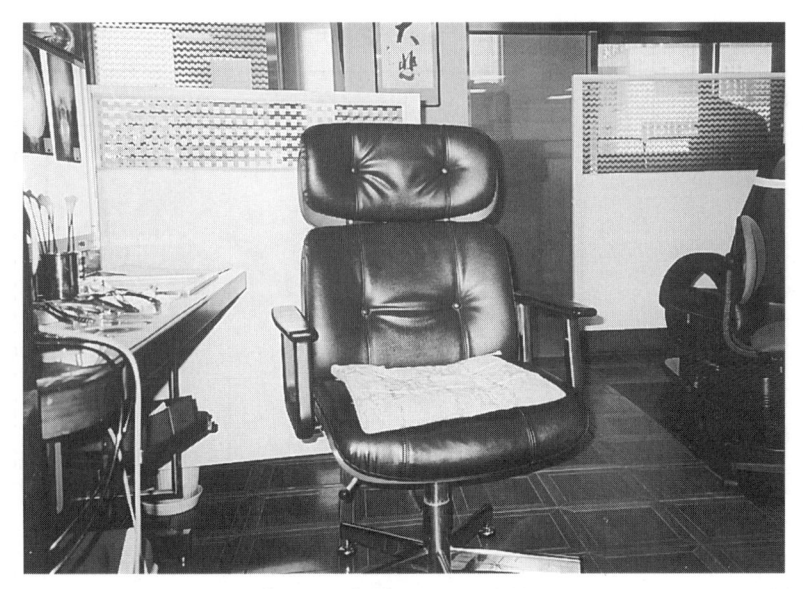

写真2　患者さんの診察椅子

フも患者さんの情報を書き込みます。

　例えば、初診で来院された患者さんのほとんどは、診察までの待ち時間を不安な気持ちで順番を待っています。そのため、診察の前にスタッフが前もって患者さんのさりげない会話を聞き逃さないようにして、カルテ中央の部分（以下、スタッフ情報欄）に患者情報を記載しておくと、診察がスムーズに運ぶこともあります。

　また、花粉症のシーズンになると、クリニックは外来患者数が300人以上となり、患者1人あたりの診察時間が1分少々になってしまいます。そのため、患者情報を診察の前にスタッフがうかがっておくことで、医師の診察の際に役立つこともあります。患者さんから情報をいただくことは、患者さん自身が「誰かに聞いてもらいたい」という気持ちを持っているため、スタッフが十分に話を聞くことで、院長の1分診療も決して不満にはならないようです。

図14　カルテ２号用紙

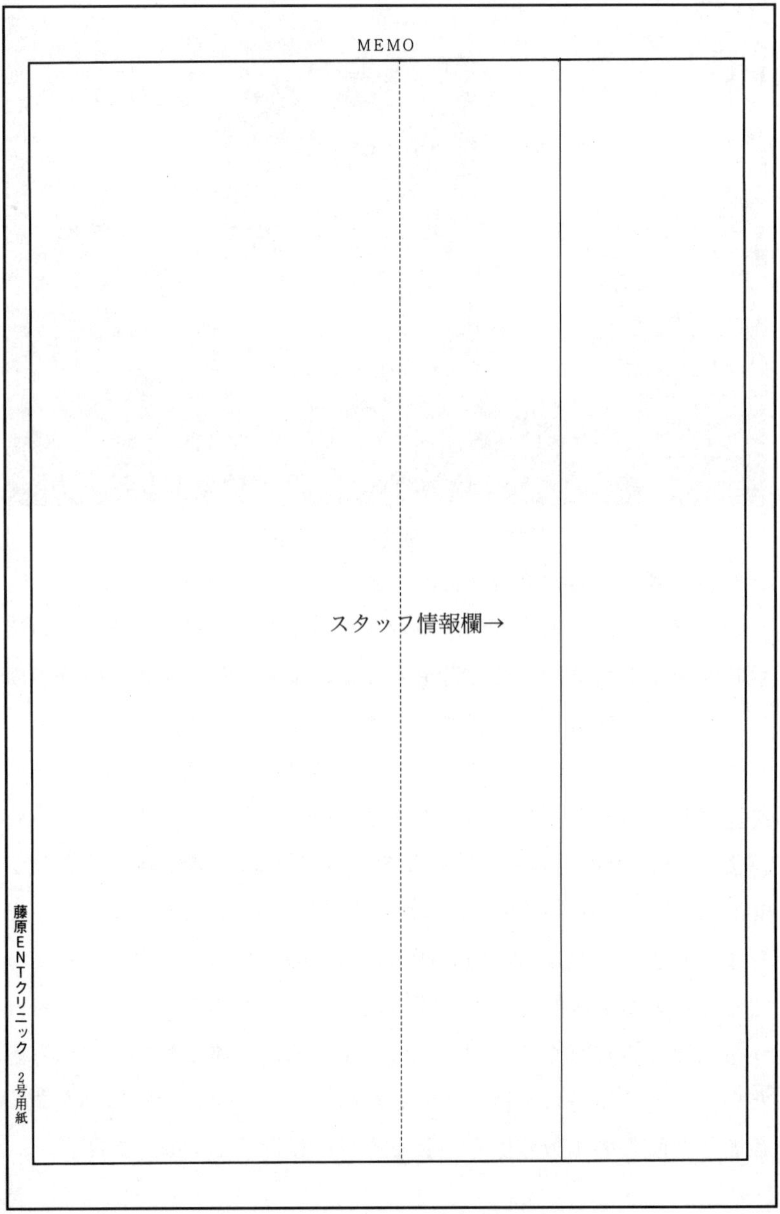

MEMO

スタッフ情報欄→

藤原ENTクリニック　2号用紙

事例1

受付スタッフA 「耳鼻科は初めてですか」
患者F 「以前に他の耳鼻科にかかったことがあります」

　ところがFさんの保険証の被保険者療養給付記録には、つい3日前にある耳鼻科を受診された記録がありました。患者さんは、他の耳鼻科へ受診したことをあまり話したくないと思っているケースや、他の耳鼻科に受診しながら当クリニックへ受診を求めるケースもあるため、患者さんの事情を十分に察することもスタッフの役目です。受付スタッフは、スタッフ情報欄に「〇月〇日、△△耳鼻科受診」と小さく記載するようにしています。

　さて、患者Fさんの場合、院長はスタッフ情報欄の記載を確認して、まず、耳を診るために診察台に休んでいただきました。そして、においのしてきた耳に詰まっているガーゼを除去しました。

院長 「耳を洗浄しておきましょう。ガーゼをとっておきましたよ」
患者F 「……、実は△△耳鼻科に通っていたのですが、なかなか治らなくて…」と話し始めました。

事例2

患者Tさんは半年ぶりに受診された。
受付E 「Tさん、お久しぶりです。今日はどうされましたか」
患者T 「1週間前から、魚の骨か何かわからないが、喉に詰まって今日から痛くなってきました。食事が喉を通らなくて」
受付E 「ところで入院されていたご主人は、その後いかがですか」
患者T 「先月亡くなったのです。それからなんだか調子が悪くなって」

　この患者Tさんは、実は上記の症状で別の病院にかかり、すぐにレントゲンとCTを撮っていただいたそうです。結果は何も異常な

しということでした。しかし、症状は変わらず、確かに喉に何か詰まったものがあり、痛みもでてきたということで、当クリニックを受診し、再度検査をしてもらおうと考えていたそうです。院長はスタッフ情報欄から、患者さんが最愛のご主人を先月に亡くされたことを察し、診察を始めました。

　患者Tさんは咽喉頭異常感と診断され、ファイバーで症状を確認して悪い病気は何もないことを説明されて、安心して帰られました。結局、患者Tさんの話では、前医はTさんの最近の生活の様子に触れることなく、すぐに検査をされたそうで、かえって不安になったそうです。場合によっては、CTを撮ったから患者さんが安心するわけでもないようです。

　看護師や事務スタッフが、スタッフ情報欄に患者さんの情報を書き込むことで、これまで以上に患者さんを知ることができ、診察の際に患者情報が役立つこともあります。また、前述したとおり、スタッフが患者さんの名前を覚えるには最大の効果があるようです。

③ カルテフォルダー

　当クリニックでは、業務の中でカルテを使いやすくするため、また大切に保存するために、カルテフォルダー（図15参照）を使用しています。クリニックの特製で1枚あたりの単価は90円。Y医療機器メーカーの同じようなカルテフォルダーを見たことがありますが、1枚あたりの単価は定価180円で、当クリニックの2倍もの値段でした。

　カルテフォルダーは機能性も考えて、クリニック独自のフォルダーにしました。機能性を考えたために、現在までに3回、作り直しをしました。このカルテフォルダーには、両面にポケットを付けています。表面のポケット（以下、情報ポケット）は名刺サイズで、

Step 2 診察室・カルテ編

図15 カルテフォルダー

検査報告書・紹介状を入れるポケット

情報ポケット

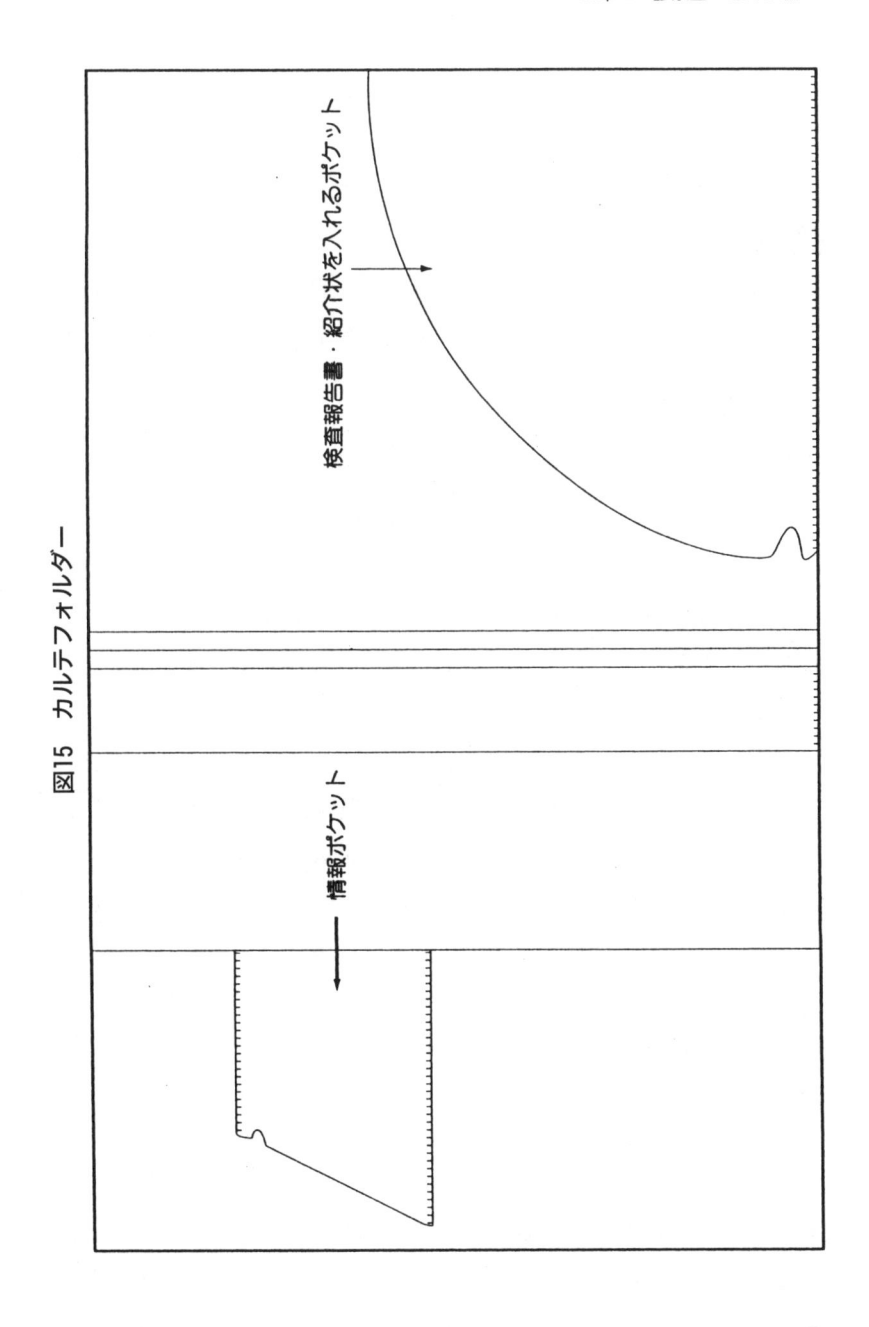

診察カードがちょうど入るようになっています。後ろのポケットはB6サイズほどの深めのポケットで、患者さんの検査報告書や紹介状等を入れるようになっています。

事例1

患者さんからいただき物をした際にも、情報ポケットに「いただき物」のメモを入れ、各部署のスタッフがすぐに患者さんにお礼を述べることができます。

4　モニターで説明、オープンシステム

院内では、モニターを5カ所に設置しています（手術室1台、診察室3台、カンファレンス室1台）。そのなかでも診察室の2台は、天井からの懸架式で、患者さんや付き添いの家族に鼓膜の中を見せながら、説明と治療内容がわかるようにすることができる設備にしています。

治療の際に、自分の病巣を見ることができた患者さんは「生まれて初めて、自分の耳の中を見ました」と驚きます。患者さんに自分の病巣をリアルタイムに見せることで、病気を理解していただくことを目的としています。また、患者さんの診察待ち時間を考えると、見せることで時間の節約にもなります。おかげで、患者さんは満足し、納得されているようです。このことは、院長のコンセプトでもあります。また、診察には診察台を使わず、理容室の電動椅子（写真3参照）を耳鼻咽喉科用の特注で使用しています。

電動椅子は椅子に腰掛けた患者さんに、理容室の椅子のように背中部分でバイブレーションがかかり、マッサージ気分で治療の順番を待つことができます。このアイデアは院長のアイデアの中でも、特に患者さんから喜ばれた大変画期的なものです。また、医療用設

Step 2 診察室・カルテ編

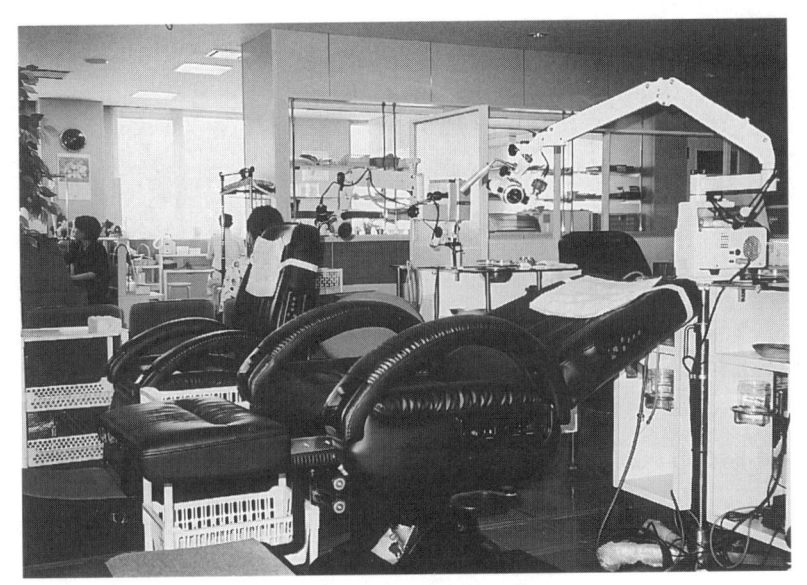

写真3 特注の電動椅子

備は、同じような品物が3倍近くも高額になるようですが、理容室の電動椅子も診察椅子に比べて、手頃な値段で購入することができました。

　また、クリニックはどこからでも院長が全体の様子を見渡せるように、クリニックの中央に診察室を設けています。そのため、患者さんの動線（図13、30ページ参照）がひと目で把握できて、アクシデントに対してもすぐ対応できるよう考えています。余談ですが、当クリニックはビルの最上階にあり、3方がガラスで、天窓もとっているため、自然光が入り明るくなっています。

⑤ 手書きメモで患者さんの心をつかむ

　私の白衣の中には、いつもキャラクターの付いたメモ帳が入っています。それは1人で来院された子供たちや耳の遠いお年寄りに、その場で一言メモを書いてあげるためです。お年寄りに大きな声で話しかけると、周りの雰囲気を壊してしまうこともあるからです。

事例1
　今日の診察では、お鼻の調子も随分よく治っていたと、先生からのお話がありました（小学4年生）。

事例2
　来院されたときには「ことばの聞き取り」の検査をしましょう（老人性難聴の患者さん）。

　走り書きのメモですが、患者さんの心をつかみ、たいへん評判の良いメモです。

⑥ 杖と車椅子の対応

　介護保険がスタートした平成12年4月以降、耳鼻科外来クリニックには元気なお年寄りと、松葉づえや車椅子のお年寄りに分かれて来院されます。おそらく「施設介護」から「在宅介護」になった高齢者で、私は「在宅介護」について大賛成ですが、クリニックに来院される付き添いの家族やヘルパーは、まだまだ不慣れなところがあります。クリニックでは、移転を決めた平成5年に、院内を車椅子の患者さんでも自由に治療できるようにしたいという院長の願いで、患者さんの動線は十分なスペースをとって設計していただきました。また、松葉づえの高齢者も多くなり、治療中に松葉づえを自

Step 2 診察室・カルテ編

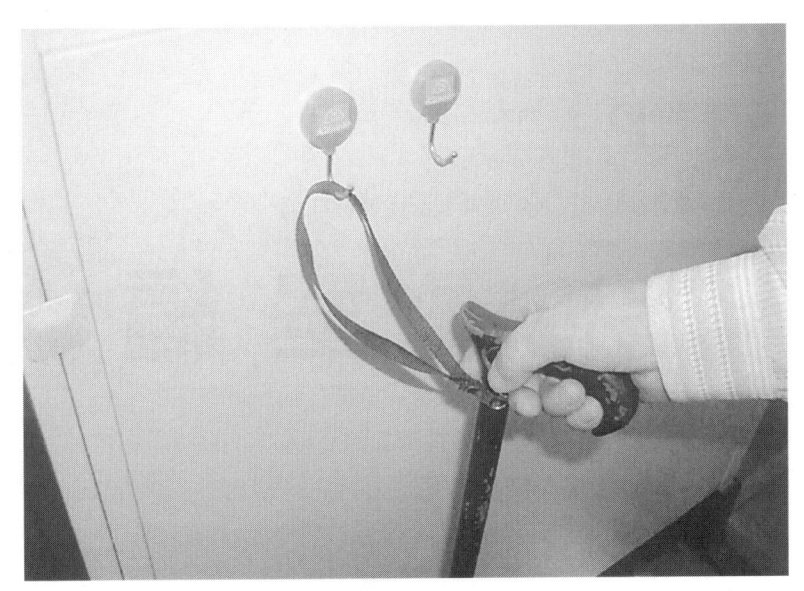

写真4　松葉づえのフック掛け

分の側に立てかけられるように、院内の各カ所にフック（写真4参照）を取り付けました。

　外来クリニックとしては、これまで急性期治療の患者さんを対象にしてきたところがありますが、長期ケアの必要な高齢者も、気軽に治療に来ていただける体制を考えなくてはなりません。

STEP 3
治療室編

① 予約状況を把握する

　平成6年4月から院内LANによるネットで7台のパソコンをつないでいます。そのうちの1台を治療室に設置し、当日あるいは翌日以降の予約状況を看護師も把握できるようにしています。また、治療室では患者さんの状況を見ながら予約の変更ができるため、予約時間に遅れた患者さんも、予約変更で理学療法の治療をしていただいています。

② 患者さんの膝掛け

　クリニックの診察椅子は、理容院の電動椅子を特注したものと紹介しました。治療室にもメディカル用機器を使わず、点滴、注射用ベッドはリクライニング椅子を代用しています。このリクライニング椅子を用いる一番の利点は、テナントという限られたスペースで診療を行うために、できるだけスペースを節約することができるということです。しかし、リクライニング椅子に座っていると、女性の患者さんは自分の足下が気になるようです。長い時間、点滴をする患者さんはリラックスできないようでした。そこで、看護師の手

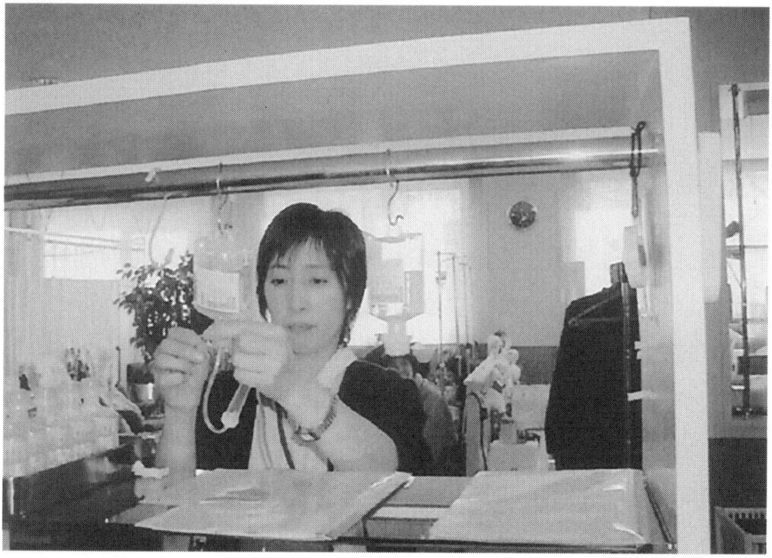

Step 3　治療室編

写真5　点滴作業台

作りで、縦80cm、横80cmのややたっぷりめの膝掛けをかけてあげることにしました。夏はコットン地、冬はウール地を使っています。また、膝掛けはカラフルな色を選んでいるため、治療室の雰囲気が明るくなります。なによりも、患者さんがゆっくりとくつろげるようになりました。

③　点滴作業台

　診察室から患者さんの点滴の指示伝票が届くと、看護師はつるされた補液の中に注射薬剤を詰めます（写真5参照）。院長のアイデア作品の一つです。点滴剤をつるしての作業のため、看護師の目線はいつも高く、患者さんの様子を見落とさないことにもつながっています。

④　音楽療法

　ストレスや自律神経失調症で悩んでいる方に、ボディソニックに

よる音楽療法（バイオミュージック療法）を治療の一環として取り入れています。院長は「病気は心も緊張しているため、音楽を通じてリラクゼーション（やすらぎ）を得ていただきたい」と考えています。

⑤ 鍼・マッサージ治療

　耳鼻科における頭頸部領域には、東洋医学でいうとツボ、「経穴」が集中していると言われています。そのため、肩こり、めまい、耳鳴、頭痛の患者さんに、東洋医学的発想で専門の鍼灸師が治療にあたります。治療の対象になる患者さんは、すべて予約治療です。音楽療法も鍼・マッサージ治療も専門的治療ですが、保険点数では、消炎鎮痛処置（40点）で算定しています。現在のところ、音楽療法については、カルテ記載だけです。

　一般に耳鼻科での治療といえば、マイクロ波と吸入です。ところが、これらの専門治療が加わることで治療の幅が広がり、病気の回復も早く、患者さんからは「ここ（当クリニック）に来てよかった」「治療を続けてよかった」と、たいへん喜ばれています。

⑥ ベッドを使わず、リビング用チェアで治療をする

　クリニックはテナントビル120坪のワンフロアと、限られた面積の中で患者さんを待たせずに一斉に治療をしていただくために、ベッドを置かずリビング用チェアを設置しました（写真6参照）。そのためスペースを確保でき、ゆったりと座っていただけるために、患者さんには好評です。また、購入時の価格は、医療用ベッドの3分の1ですんでいます。

⑦ 治療器械の説明

　治療器械の説明は、患者さんの目に触れやすい場所に表示していま

Step 3 治療室編

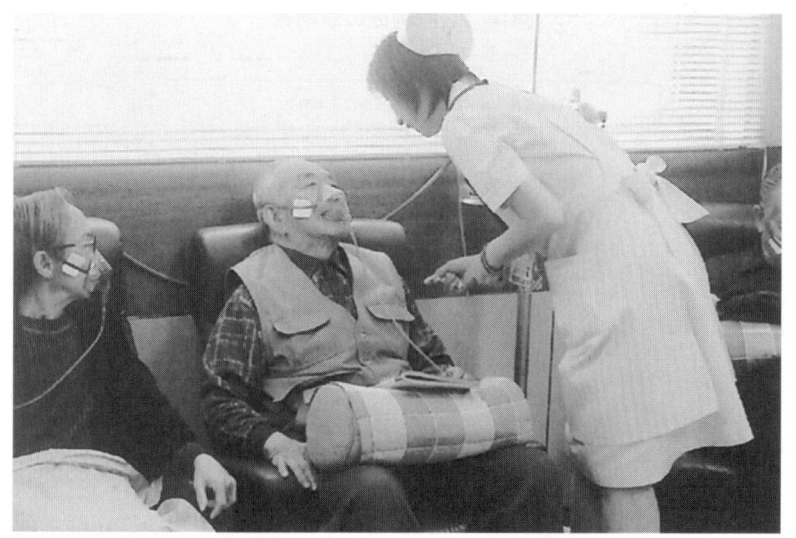

写真6　リビング用チェアで治療

すが、文字だけではなかなか読んでいただけません。そこで患者さんから一般募集して、子供の顔が入った治療器械の説明書（図16参照）を作りました。以前よりも、患者さんの目にとまっているようです。

⑧ オープンシステムは治療室からも診察室が観察できる

（写真7は、治療室から撮影した診察室の様子）

　前述したように、院内は院長が患者さんの動線を把握できるように、オープンシステムになっています。ワンフロアの院内は、治療室からも診察光景がうかがえます。そのため、治療室のスタッフは仕事をしながら、診察室の様子を見ることができます。診察を先に済ませた患者さんが治療を行う際にもスムーズに対応ができているようです。ただし、オープンシステムには、プライバシーの問題があります。そのため、プライバシーについては最大に気を遣うようにしなければなりません

図16 治療器械の説明書

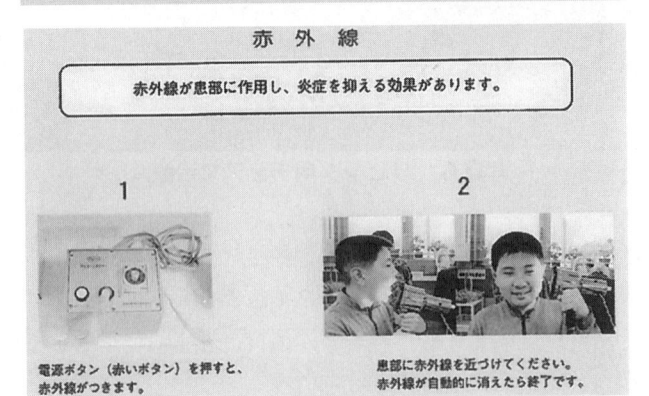

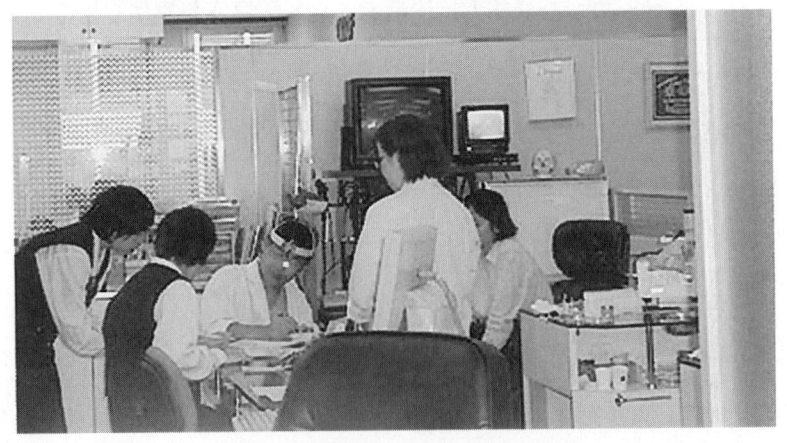

鼓膜マッサージ

鼓膜を振動させ、鼓室内圧を正常化させます。

1. 電源ボタン（黄色いボタン）を押します。
2. プローグを軽く耳に入れます。自動的に電源が切れたら終了です。

赤外線

赤外線が患部に作用し、炎症を抑える効果があります。

1. 電源ボタン（赤いボタン）を押すと、赤外線がつきます。
2. 患部に赤外線を近づけてください。赤外線が自動的に消えたら終了です。

写真7 治療室から見える診察室

STEP 4 中待合室編

　クリニックには2つの待合室があります。初診・再来患者が待つクリニックのメイン待合室と、診察・検査・予約診療の時間調整で待つ中待合室があります。小さな待合室ですが、ここには患者さんへのクリニックのインフォメーションをお知らせできるように、工夫をこらしています。後ほど紹介する長いホワイトボードは、特に有効的に利用しています。

　また、中待合いの椅子はウッドを使い、落ちついた雰囲気を出しています。ただし、腰の悪い方、お年寄りや長時間座れない患者さんには、木の椅子は座り心地が悪いようです。そのため、パッチワークの敷物を敷いています。また、利点は診察中の院長から患者さんの顔は見えていることです。「Tさんが診察待ちをしているね。仕事中だから急いであげよう」と院長やスタッフが気遣います。

① 未来のピカソ展

　当クリニックの中待合いでは、縦72㎝、横410㎝ の長いホワイトボードがあります。このボードには診察待ち時間を使って、子供たちに絵を書いてもらっています（写真8参照）。診察の緊張感と、不安な気持ちを少しでも和らげるためのスタッフのアイデアで、子供

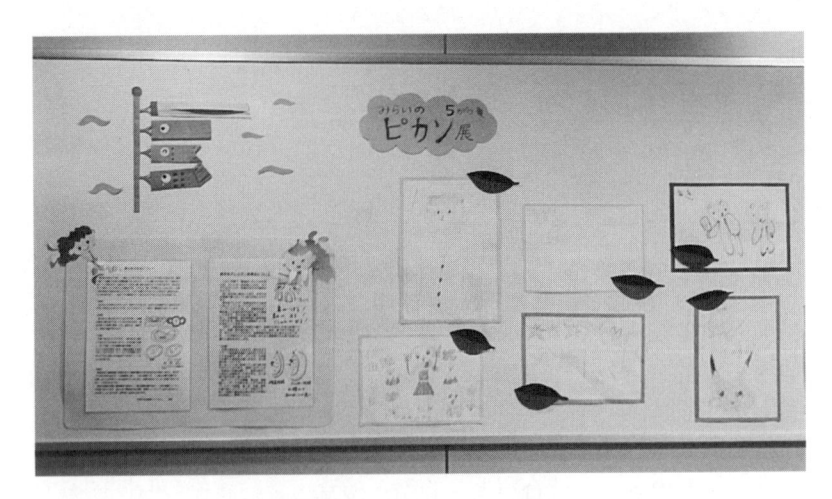

写真8　未来のピカソ展

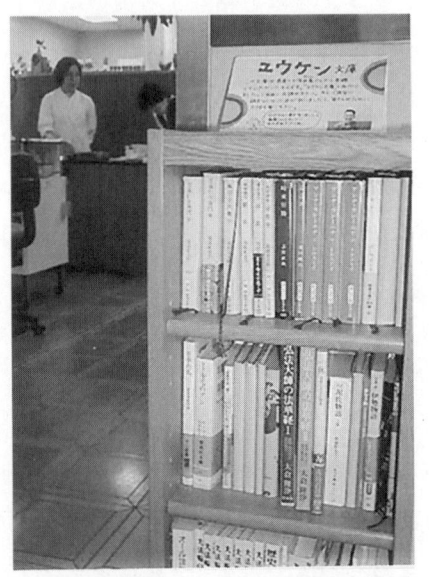

写真9　ユウケン文庫

たちはお絵書きをしながら自分の診察の順番を待っています。出来上がった絵は院内展覧会に張り出されるため、子供たちにとっては楽しみのようです。また、最近はスタッフの手作り創作は中待合室を飾り、診察待ちする患者さんの目を楽しませています。

❷ ユウケン文庫

　患者さんの由憲（ユウケン）さんから、クリニックにたくさんの本を寄付していただきました。この由憲さんは、お寺で修学されたこともある、本が大好きな文学青年です。寄付していただいた本は中待合室に「ユウケン文庫」を設置し、他の患者さんにも待ち時間に読んでいただき、貸し出しも自由に行っています。クリニックの小さな図書館は、患者さんの待ち時間のひとときに効果的です（写真9、10参照）。

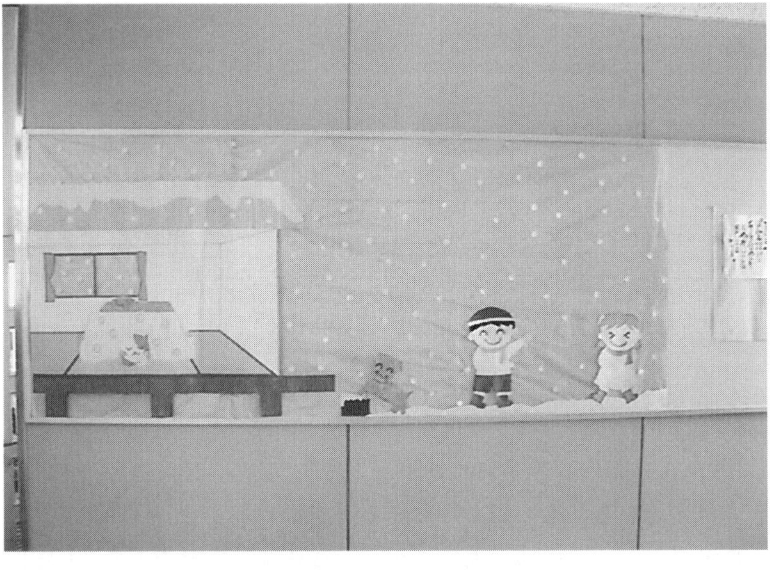

写真10　ユウケン文庫

STEP 5 会計編

1　会計スタッフの心構え「すぐにいたします」

　会計が混雑してくると、決まってスタッフの「少々、お待ちください」という声が聞こえてきます。スタッフに聞いてみると、会計で患者さんを待たせているため、せめてていねいにお詫びをして待っていただこうと思っているようです。しかし、これは決してていねいでもサービスでもないと思います。結局、患者さんを待たせていることに違いがないからです。
　クリニックでは「少々、お待ちください」と言わないようにしました。患者さんにしてみても「待っている」という意識のほうが強くなり、イライラしてくるようです。そこでクリニックでは「はい、すぐにいたします」と、声をかけるようにしています。

　事例　電話がかかってきました。
　「先生、お願いします」。「はい、少々お待ちください」。おそらく、どこに電話をしてもこのように返事をするでしょう。接遇マニュアルにもこのように書いてあります。ところが意識を変えて、「先生、お願いします」「はい、すぐ代わります」と答えてみます。きっと相

手に好印象を持たれることでしょう。

② ENT通信の配布

　クリニックと患者さんのコミュニケーションツールとして、毎月1日に発行している「ENT通信」(写真11)は、院内情報をはじめ病気のこと、患者さんのことなどを紹介する院内外の情報を取り入れた広報誌で、多くの方に好評をいただいています。この広報誌は、患者さんが自ら手に取って、持って帰りたくなるような演出作りを広報担当がします。

　最近では、STEP1　受付編(31ページ〜)で紹介したように、患者さんの当日の微妙な心の温度差をスタッフが読み取り、Q1、Q2、Q3と記号化して、対応することにしています。また、高齢者の場合、他の病院に入院されてしまうと、クリニックとの関わりがそのまま中断してしまうケースが多いため、患者さんの家族を通

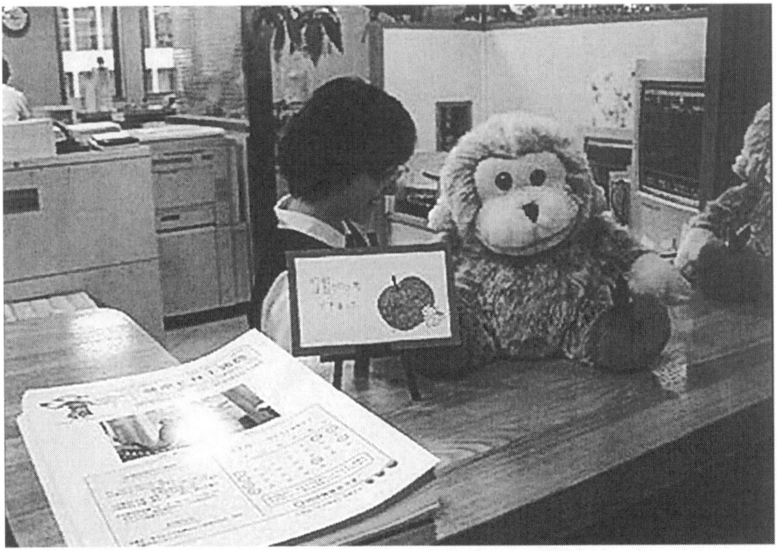

写真11　広報誌「ＥＮＴ通信」の配付

じて、お見舞いの手紙とENT通信を届けるようにしています。

患者さんからはたいへん感激されたというお便りをいただき、退院後はまた必ず、クリニックを受診されます。

③ 会計待ちのスペースはより狭く、椅子は少なく

クリニックの会計には、6人掛けの長椅子が2つ置いてあります。クリニックを見学に来られた方からも「会計の椅子が少ないけれど、患者さんは立って待たれるのですか」と尋ねられます。クリニックの会計の心構えとしては「患者さんをお待たせしない」ことをモットーとしているため、ほとんど椅子に腰掛けずに会計対応をしています。また、会計スタッフにとっても、立って会計を待たれる患者さんを見て「急がなければ」というプレッシャーにもなっているようです。

④ 未収金対策

未収金の回収については、多くの病院で頭を悩ませている問題の一つです。クリニックで実践している未収金発生を事前に防ぐためのポイントと、未収金の回収方法を紹介します。

(1) 未収金発生を事前に防ぐ

当クリニックでは外来手術を行っているため、近隣の耳鼻科クリニックと比較して、負担金が高いと感じている患者さんもいます。そのため、必要な検査をするときや手術が決まったときは、前もって請求金額の説明をします。

事例1

会計スタッフI 「次回、ご来院いただいたときにCTを撮らせていただくことになりました」

患者Y 「先生からそううかがっています。いつ、来たらいいですか」

会計スタッフI 「○月△日の午前10時でいかがでしょうか」
患者Y 「はい、結構です」
会計スタッフI 「当日は、CT撮影をしていただくため、治療費を6,000円ほど、ご準備いただくことになりますが、よろしいでしょうか」
患者Y 「はい、大丈夫です。本当にありがとうございます」

　ところが事前に了解をいただいたものの、最近の傾向として、未収金が増加しています。表1を参照ください。最初にお断りいたしますが、これは当院の未収金に関するデータで、各々の病医院によって、その傾向は多少違ってくると思います。

　当院の場合、外来の未収金で、平成14年11月以降、増加していることがわかります。特に15年4月、サラリーマン本人の3割負担を契機に、未収金の内容は13年頃とは若干、違ってきました。また、13年頃に比べて件数は減ったものの、1件あたりの未収金額が増えています。そのため、総未収金額が増えていることがわかります。

　未収金の内容は、手術やCT検査を行った時に高額となり、診療費が払えなかった患者さんであることがわかります。当院は、主に外来手術を行うクリニックであり、一般の耳鼻科診療所に比べ1人あたりの診療費が高く、そのため手術、検査を行った日は一度に支払いができないという相談を受けることもあります。当日になり、2回、もしくは3回で支払いたいと相談を受けることがあります。

　長引く不況で、どうやら、医療業界にも不況が忍び込んでいるといえるようです。しかし、クリニックの努力で未収金を防ぐことができるところもあります。それは、スタッフのコンピューター入力誤りにより未収金が発生するケースで、患者さんにしてみれば、クリニックサイドの間違いであり、次回の来院時に不足金として請求されても、不愉快な気持ちになるでしょう。さらに、それが何カ月

表1　未収金金額の推移例（平成13年4月～平成16年3月）

	自賠責	外来窓口一部負担金	郵　送	算定漏れ・追加入力	自費診療代	電話再診・同日再診	時間外・休日受診
H13.4	81,749	29.390	10.950	4.330		220	
H13.5	122,891	13.400	6.630	2.410			
H13.6	199,069	19.160	9.820	3.620			
H13.7	274,944	22.430	6.360			740	
H13.8	183	19.690	8.200	2.950		660	
H13.9	385,514	21.030	5.460	6.030	7.350		
H13.10	43,634	17.120	15.010		8.570		
H13.11	279,787	63.080	12.280	6.380			
H13.12	279,787	40.990	8.770		2.700		
H14.1	167,421	28.190	6.780	12.490	0.900		
H14.2	167,401	47.090	6.320	0.030		150	
H14.3	115,441	26.720	9.940	4.320	37.680		
H14.4	115,441	29.930	9.380	0.010			
H14.5	50,966	49.730	3.420	5.650	2.550	140	
H14.6	50,966	34.080	2.870	0.200	11.250		
H14.7	0	17.790	2.830	8.340			
H14.8	2,104	60.530	2.950	3.400	29.670		
H14.9	3,675	43.170	5.980	8.120	1.920		
H14.10	5,582	20.170	5.130	4.920	9.980	450	
H14.11	6,385	57.440	7.450	5.630	3.675		1,030
H14.12	19,393	45.520	11.180	7.180		290	
H15.1	310,391	44.820	10.840	3.450	3.230		
H15.2	187,182	54.240	8.250	4.020	22.020		680
H15.3	308,795	71.660	6.510	5.200	32.500	400	630
H15.4	335,437	55.170	5.130	3.030	38.020		
H15.5	277,218	60.230	7.950	2.980	41.085		
H15.6	285,566	65.940	1.610	3.520	25.520	400	680
H15.7	101,290	25,780	1,980	3,130			
H15.8	147,640	28,790	1,980	2,690	8,030		
H15.9	193,032	28,210	5,690	3,270	6,280		
H15.10	193,032	23,780	3,280	3,270			
H15.11	193,032	32,690	1,180	10			
H15.12	156,912	18,590	1,380	4,380		70	
H16.1	156,912	30,990	8,330	1,140			
H16.2	156,912	32,650	2,100	2,250	7,240		
H16.3	73,722	38,720	5,190	2,350			
H16.4							
H16.5							

も前の未収金ならば、患者さんはイヤな気持ちになるでしょう。現状は、会計スタッフ間で「もう、いただけない」と、勝手に判断してしまうケースが多いのではないでしょうか。

クリニックでは、未収金が発生したときに、すぐに患者さんにお知らせをします。間違いは素直に認めてお詫びしてから、正しく請求することが大切です。

(2) 未収金の回収方法

患者さんの中には支払いの意思がない方と、忙しくてクリニックに立ち寄れない方のケースもありますが、時間がたちすぎると、なかなかいただきにくくなるのは当たり前ですから、電話連絡やハガキで早急に対応します。しかし、未収金の請求を全面に出しすぎると、かえって患者さんは不愉快な気持ちになることがあるため、ベテランスタッフに処理を任せています。また、忙しい方や遠方の方には、指定銀行への振り込みの利用を案内することにしています。しかし、振り込みの利用率は1％以下で、まだまだ、次回来院日に支払われるケースがほとんどです。

表2は、クリニックの未収金ノートです。未収金が発生したらノートに記載することと、月末は担当スタッフと事務長で回収率をチェックします。また、未収金がだれにでもわかるように、カルテの情報ポケットに「未収金カード」を入れておきます。これはQC活動報告で発表したスタッフのアイデアです。

診療所における未収金対策と1つの事例を報告します。

当院の場合、未収金の回収にあたっての得策として第1にあげたいのは、日頃から患者さんの住所・連絡先（緊急を含む）・加入している保険者を確認し、把握しておくことが、未収金を事前に防ぐ方法だと思います。

また、どの医療機関でも、これまで未収金の事務処理は、医事業

務の一連の業務として見なされていたのではないでしょうか。当院も実はそうでした。しかし、未収金の事務処理は、管理や確認が必要なため時間を要する作業です。そのため、事務処理が後回しになることがあり、請求や回収が遅れることがありました。そこで、「未収金業務」として特化することにし、責任感の強いスタッフを「未収金業務」担当として起用しました。お陰で、これまでと比べ未収金の回収率が上がりました。

　しかし、回収にあたっては、スタッフの未収金者への対応力が問われるところです。いかに気持ちよく回収できるかが、スタッフの資質にも大きく左右されるように感じます。

　実は、外来クリニックの未収金額は、入院等の高額な未収金に比べ少額ですが、実際に配達証明の督促状を送付した事例があります。しかし、回収にかかる時間や労働力との兼ね合いを考えると、どこまで未収金回収を追跡するべきかという問題が残りました。というのも、この事例を調べていくと、家族も当院の患者であり、しかも催促状を送った頃から、その子供も受診されていないことがわかりました。患者さんの子供はアレルギー性鼻炎と滲出性中耳炎を併発しているため、継続的な治療が必要な患者さんでした。おそらく、どちらかの耳鼻科に通院されている可能性があることから、未収金回収の催促によって、その家族までも中断してしまった結果となりました。

　日頃から、患者さんの気持ちの中には、「病院はもうかっている」という意識があるのではないかと感じることがあります。そのため「何千円くらいで……」と、かえって不快感を与えてしまうのではないでしょうか。未収金回収は今後、ますます深刻な問題になるため、1人ひとりの患者さんの状況を把握しながら、業務にあたらなければなりません。また、外来クリニックにおける未収金回収は、未収金額とその効果を考えなければと切に感じています。

Step 5 会計編

表2 未収金ノート例（平成15～16年）

月・日	カルテNo.	氏名	金額	月／日	入金金額	免除金額	残金額	未収理由
(H15年)								
7月29日	32910	●馬●織	860					未収（検査取り漏れ）→(1)H15.8.31督促
10月20日	29448	●吉●知	10					未収（薬変更のため処方料69点⇒71点へ）
(H16年)								
2月20日	33901	●本●博	9,270					未収→(1)H16.4.28督促
2月23日	33806	●山●文	10					未収（薬変更のため処方料69点⇒71点へ）
3月2日	33897	北●邦●	20					未収（CP入力ミスゆうのため）
3月5日	33991	山●●子	140					未収（処置記載漏れ）
3月11日	33906	●下●治	580					未収→(1)H16.4.28督促
3月16日	29753	大●田●普	1,270					未収→(1)H16.3.31督促
4月19日	34195	幸●歩●	1,580					未収（当日、十分なお金を所持していなかった）
4月27日	34140	浅●菫●	580					未収（時間外に来院のため）学生
前月繰越							¥20,140	
5月1日	34113	森●大●	20					未収（処置追加あり、後報告のため）
5月6日	33906	●下●治		5月6日	580			3/11未収分入金
5月7日	29448	●吉●知	20					未収（おつり間違いのため）
5月10日	34299	野●毅●	1,050			1,050		優待（ディンパノ検査をサービス）
〃	34140	浅●菫●		5月10日	580			4/27未収分入金
5月11日	10698	●●加●子	60			60		優待（サービス）
5月12日	34296	中●弘●	220					未収（電話再診料）

(表2つづく)

日付	番号	氏名	金額	日付	金額	金額	備考
5月13日	31988	野●伸●	600				未収（時間外来院のため）
〃	29917	井●平●	9,200		9,200		5/12分優待（手術費一部サービス）
5月14日	34296	中●弘●		5月14日	220		5/12未収分入金
5月18日	34352	●田●博●	3,950				5/14分（時間外診療）未収
〃	34352	●田●博●	2,510				5/16分（休日診療）未収
5月20日	30360	近●佑●		5月20日	690		5/14未収分入金
〃	34102	丸●隆●	590				未収（時間外来院のため）
5月24日	1176	與●和●	590				未収（郵送）
5月25日	24735	濱●幸●	40				未収（おつり間違いのため）
〃	25133	丸●幸●輔	740				未収（CP入力漏れのため）
〃	34141	浅●董●	20			20	優待（サービス）
5月26日	25558	石●浜●	1,040			1,040	スタッフ福利厚生
〃	34352	●田●博●		5月26日	3,950		5/18未収分入金
〃	34352	●田●博●		〃	2,510		5/18未収分入金
5月27日	34195	幸●歩●		5月27日	1,580		4/19未収分入金
〃	1176	與●和●		〃	590		5/24郵送分入金
〃	34102	丸●隆●		〃	590		5/20未収分入金
5月28日	33996	●田●生	20			20	優待（サービス）
	合計		22,190		11,290	11,390	
次月繰越						¥19,650	

STEP 6
クリニックの戦略編

① カードシステム

(1) カードシステムの目的

　患者さんの病気に関する情報だけでなく、個人に合わせた医療を実践するには、患者さんのバックグラウンドを知ることが大切であると考えました。

　患者さんの家族構成、職場の事情などがいろいろとあります。個人に合わせた医療を展開していくためには、ひと目でスタッフがその目的の情報がわかるようにカラーのカードを使い分け、カルテに挟んだカードでその目的を理解し、適切な患者対応をすることができるようにしました。カードの種類は色分けしており、レッド、イエロー、ピンク、グリーン、ニコニコカードと、その目的によって使い分けます。

　例えば、イエローカードでは、スピードアップを目的としています。耳鼻科の場合、治療だけを済ませて帰りたい患者さんの診察パスです。院長の指示を早めにいただき、患者さんをスピーディに治療へ案内します。患者さんの時間を大切に考える発想から生まれました。次に、ピンクカードは、看護師から院長へ、患者さんの情報

図17-1 カードシステムの(レッドカード)　図17-2 カードシステムのニコニコカード

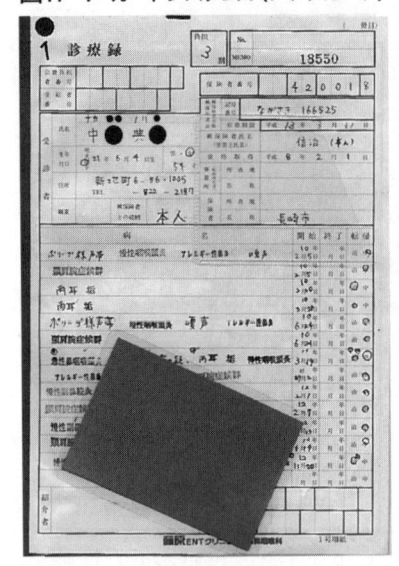

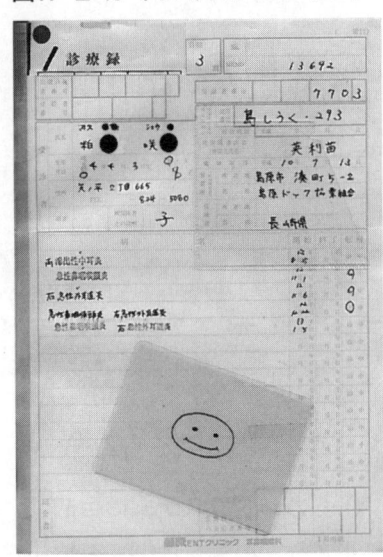

を早く伝える目的でこのカードを使います。

　グリーンカードは院長から看護師、スタッフへの指示を出すときに使います。グリーンカードには院長のメモが付いています。「お疲れさまです。患者のKさんのことですが、頭痛のほうはいかがでしょうか。治療中に尋ねてください」とか「看護師のMさんへ、先日の改善案、進めていきましょう」、そして、ニコニコカードはクリニックにとってうれしいカードです。患者さんからのお褒めの言葉をいただいたとき、このニコニコカードを差し込みます。レッドカードについては次に説明します。

　もう一つの目的はスタッフの教育的効果です。このカードの意識づけによって、スタッフ全員が少なくともこれまで以上に患者さんを意識し、柔軟に積極的に対応できるようにしています（図17－1、17－2参照）。

(2) レッドカードのきっかけ

病医院は一般企業と違う体質を持っています。私はそれを特異的集団の集まりと呼んでいます。

さて、医療機関全体の体質がそうであるように、院内で発生したトラブルやミス、ニアミスを、すぐにトップに報告していないという現状がありました。トラブルやミスが発生しても、その部署ごとで解決してしまうケースが多いのではないでしょうか。そのため、トップまで情報（報告）が届かないことが多く、結局、些細なミスは個人の単純なミスと片付けてしまい、個人で隠してしまうことにつながります。そこで、レッドカードを作り、どんな些細なミスでも、その患者さんのカルテにレッドカードを入れることで、トップに報告して指示を仰ぐようなシステムを作りました。

(3) レッドカードの有効性

院内トラブルに即対応し適切に解決する姿勢は、患者さんとクリニック間にこれまで以上の信頼関係を作ることができました。また、スタッフもこれまで以上に患者さんを見つめることができ、患者さんの不安や不満を察知できるようになってきました。また、小さなミスにすぐに対応することで、大きなミスを事前に防ぐことにもつながりました。

(4) レッドカードシステムの問題点

院内トラブルには、スタッフ全員が同レベルで柔軟に対応することが大切ですが、スタッフ個人の持つ感性や固定的な概念を持ったスタッフもいるため、まだまだ現在も苦労しています。そのために、トップや管理職はスタッフ教育に対して十分な時間と継続性を持ち、スタッフの意識革命を進めていく必要があると思います。

現在、医療機関の大半は、患者さんに質の高い治療や看護を提供し、患者さんの満足を目指して医療サービスに努めています。これは、お金のかかるハード面のサービスです。しかし、外来クリニックにおいて、最も患者さんが求めているサービスとは、患者さんの不安を察知してすぐに対応できる人的ファクター、つまりソフトなサービスだと考えてます。そのような中でクリニックのカードシステムは、個人に合わせて有効的に活躍しています。

② ヒヤリ手帳

　最近、医療業界でも"ヒヤリ・ハット"という言葉が取り上げられ、毎日のように医療現場での事故が報道されています。人の生命に関わるため、医療における事故は決してあってはいけないことですが、相変わらず、私たちの日常診療の中では"ヒヤリとした""ハッとした"ということが多いようです。事故やクレームまでには至らなかったけれど、このヒヤリとした経験を分析することで事故防止につながります。

　私の場合も"ヒヤリ""ハット"しても次の業務に追われていて、すぐに忘れてしまうことがあります。そこで私は、普段から小さな手帳を白衣の中に入れて、すぐに記録することにしました。おかげで、どんな時に一番ヒヤリとするのか、問題点やその時の環境、心理状態がわかるようになりました。スタッフにも同じように"ヒヤリ手帳"を準備して、記録させるようにしています。スタッフがヒヤリと感じることが、クリニックにとって財産になります。それは、なかにはヒヤリとも感じないスタッフもいるからです。そういう意味でも、このヒヤリ手帳はスタッフの意識づけにもなります。

③ 言葉の省略や曖昧な言葉をなくす心構え

　院内では曖昧な言い方をなくしていこうとしています。例えば、

患者さんから預かった書類の期日について「2～3日中に出来上がると思います」と答えず、「〇月△日の△時頃まで準備しますが、よろしいですか」と、尋ねるようにしています。「今週中に……」「近日中に……」では、患者さんの解釈の仕方で良くも悪くもとれるため、正確な言い方で答えることにします。

　クリニックのシステムとして、診断書や書類ができれば、担当スタッフが患者さんに連絡を入れます。また、院内では患者さんのことに限らず、上司への報告やスタッフ間の連絡も正確に行うために「〇月△日の△時頃まで、書類の準備をお願いした」と、メモと言葉で伝えることにします。曖昧な言い方は、決して相手のためにもならず、できること、できないことはきちんと伝えることが大切です。

　これらの心構えのおかげで、連絡ミスや期日書類の対応がスピーディになり、院内のコミュニケーションがスムーズにとれるようになりました。

④ スギ花粉症の患者さんへのハガキ

　耳鼻科の場合、毎年2月から4月初めまでのスギ花粉の飛散する頃は、1年中で一番忙しいシーズンとなります。そのため当クリニックでは、1月に入ると、スギ花粉症の患者さん対策として準備を始めます。その一つに、スギ花粉症患者さんへのハガキがあります。

　このシーズンになると耳鼻咽喉科の病医院では、患者さんへの来院をハガキで呼びかけているようです。当クリニックも花粉症の患者さんへの案内を兼ねて、昨年までのアレルギー検査の結果をグラフ化した個人データを添えて、ハガキを送ることにしています。

　その中に「今年のあなたの記録は、あなたがここに（ハガキのグラフの中）お書きください」と書き添えています。すると、患者さ

図18 スギ花粉症患者さんへのハガキ

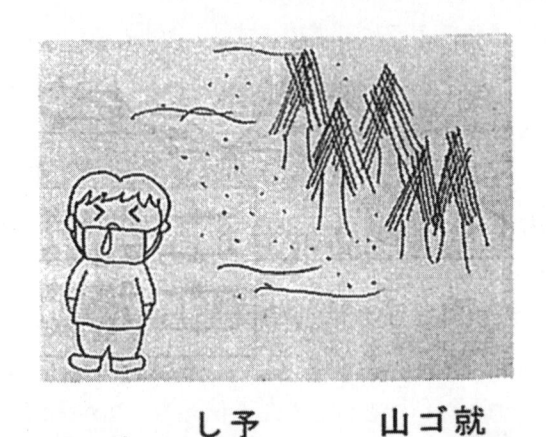

もう、はじまっています！

ここ数日、冷え込んだ朝が続いています。しかし、小春日和になれば、いよいよシーズンの到来です。

スギ花粉のシーズンは、受験や就職のシーズンでもあります。ゴルフ好きのお父さんにとっては山に登れない時期になります。
「くしゃん！グスグス・・・」

だから、花粉症になる前に早めに予防治療（レーザー・薬）を開始しましょう。
それが一番経済的なのです。

昨年、花粉が一番飛び始めた日は、2月22日でした。〇〇さんは2月24日に来院されました。「はなみずが止まらない！」というお話でしたね。

> 患者さんそれぞれに合わせたメッセージを書き込む。

んはハガキを持って確実に来院されます。医学的なことになりますが、私たちの体は毎年変わっているので突然、抗原抗体反応が出ることもあるそうです。

さて、今年も花粉症のシーズンがやってきます。当院のオリジナリ「花粉症のご案内」ハガキを紹介します。

図18は毎年、受診される患者さん用のハガキのスタイルです。患者さんの昨年までのデータを手書きで記入することは、患者さんにとって効果的であるようです。このパターンを毎年、同じ患者さんに出すのではなく、実は前年度、アレルギー検査を実施する時に「検査は高いなあ」「また、今年も検査をするの」といったクレームに近い不満を漏らした患者さんが、必ずこのパターンとなります。また、昨年から来院され、途中で症状が軽快し中断された患者さんなど、前年度の患者さんの状況に合わせて、ハガキを振り分けることにしています。

ちなみに、患者さん用のハガキの各々の振り分けは事務長である私の仕事であり、その作業は手間と時間のかかる作業ですが、パターン化しない当院の方針を感じていただければ幸いです。患者さんの気持ちはいつも一定ではないこと、このこだわりはスタッフに対する教育方針でもあります。また、なぜ昨年の状況が1人ひとりわかるのだろうか？　その答えは当院のカルテ2号用紙（図14、38ページ参照）と、スタッフから毎日届けられる情報メモにその秘密があります。つまり、現場スタッフが、患者さんの日々の情報を書き残してくれるからです。その1例、1例の患者さんの情報を読みながら、私は毎年、花粉症シーズンが始まる2カ月前からこの作業を開始します。

このような取り組みで、来年のスギ花粉症シーズンも多くの患者さんが受診していただけることでしょう。

⑤ 中断患者対策 （表3、図19参照）

　中断患者の中でも勤めを持っている方の場合、自己判断で治療を中止してしまうケースがあります。平成14年11月1日〜平成15年1月30日の調査によると、当時、サラリーマン本人で、2割負担の患者さんの場合、社保本人全体の75%、3割（国保を含む）の場合、52.1%と実に高い数値を占めていました。しかし、ハガキや電話で確認をしてみると「ほとんど治ったから」「忙しくて病院にいけなかったが、治療のお陰で、治った」と回答をいただきます。さらに、平成15年7月1日〜9月30日の調査によると、サラリーマン3割負担では、その数値はわずかに高いものの、75.7%となっています。ただし、両期間のそれぞれのサラリーマンの調査件数が違うため、平成14年11月1日〜平成15年1月30日の調査のほうが件数は高くなっています。しかし、最近の傾向として、長引く不況のせいか、「金額による不満」で中断される患者さんが、本人では7.5%、家族・国保では7.3%を占めています。

　なお、平成15年7月1日〜9月30日の調査では、サラリーマン3割は8.7%、3割（国保含む）では10%とその数値は高くなっています。また、長期投与が認められたため、28日処方による中断も目立つようになってきました。

　さて、高齢者の場合、多少中断理由が異なって「自分の病気を心配して、不安になって通院を中断した」とか「どうせ、慢性の病気だから、治療しても治らないと中断してしまった」「長期投与してもらったら、そのうち、薬の飲み忘れで中断をした」という患者さんが18%程で多いことがわかります。

　この数値は平成15年7月1日〜9月30日の調査でも「自分の病気を心配」9.8%、「長期投与」9.8%、「慢性疾患で諦めた」12.2%と

表3 中断患者の理由 (調査期間平成15年7月1日～9月30日)

(単位：%)

	サラリーマン3割 n=213	3割（国保含む） n=64	老　人 n=152
治癒と自己判断	75.7	30	12.2
いつも薬のみ・治療のみ	0	0	7.3
自分の病気に心配	2.9	0	9.8
長期投与	4.1	5	9.8
慢性疾患で諦めた	0	5	12.2
金額による不満	8.7	10	4.9
トラブル(スタッフ対応)	0	5	2.4
他の病気の発生・入院	2.9	5	22
手術の勧め	5.7	10	4.9
家族問題（看護）	0	25	14.5
遠方のため	0	5	0
他の医療機関を受診	0	0	0
	100	100	100

図19　中断患者の理由

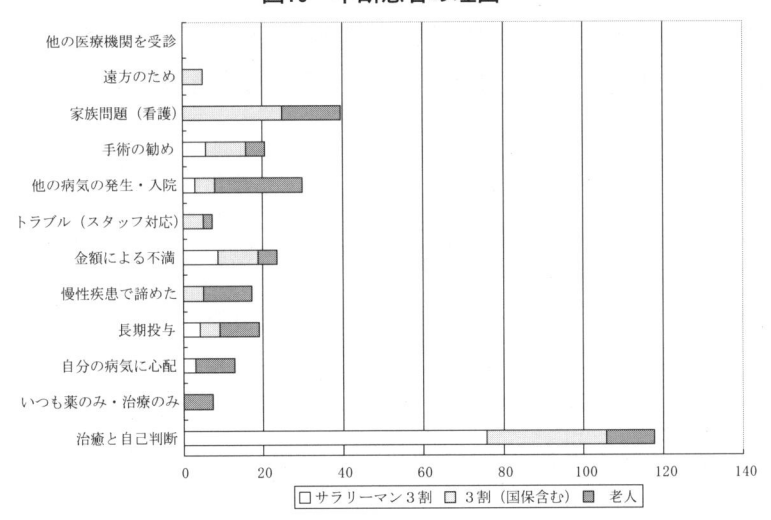

傾向は変わりません。高齢者の場合、いつも自分の病気に対して不安を抱いて来院されるため、院長やスタッフが気軽に声をかけ、話を聞いてあげることを心がけたいとデータを通して考えます。しかし、忙しい外来で十分な声がけができなかった場合、患者さんは自ら中断して、他の病院をミグレートしてしまう傾向にあるようです。

　このような中断患者に対しては早期対応が必要で、当院ではハガキや電話でコンタクトを取り、再度来院を促します。その効果は高く、ハガキや電話で再来院される患者さんは、中断患者全体の約75％にあたります。また、最近の調査では、3割（国保含む）と老人の家族問題として、家族の看護・介護による中断も気になるところです。

　あいかわらず病院が減少する中で、まだまだ診療所、歯科診療所は増加傾向にあります。医院レベルでは、個人対個人のつながりの色彩が強いため、病院よりも地域に密着しているところがあり、人的ファクターが重要になってきます。そのため、これまでのように医師1人のファクターだけではなく、医療スタッフの対応が重要になってくるようです。自院を支えるスタッフが、医療の持つ役割を理解し、医療を通じて奉仕する姿勢を持つことが大切です。そういった意味でも、中断患者対策は、外来診療における1つのアプローチとなっています。

　スタッフ1人ひとりが、個々の患者さんに気を配り、アンテナを高く張って対応することが重要で、そうすれば、中断も未然に防ぐことができます。しかし、中断してしまった場合は、早期に対応することが大切です。また、中断患者を抽出できるスタッフの感性も重要になってきます。当院では、中断患者対策が患者継続の最良の手立てとして、また、スタッフ教育の一つとして、当院の業務の要として、今後も実施していきたいと考えています。

(1) 中断患者の状況と検索方法

当月20日前後に、中断患者対策を担当する2名のスタッフが中断患者のカルテ抜き出し作業にあたります。一定条件に従って1件、1件カルテを見て中断患者を抜き出します。

クリニックでは、1カ月間で全レセプト件数の11％が中断してしまう状況がありました。

カルテ抜き出しは、下記の条件に当たる患者さんを探します。

- 前月20日以降から当月20日までの間に治療か継続でありながら実日数1日のみで、その後来院されていない
- 次回の来院日を約束しておきながら、来院されていない
- 投薬日数を過ぎているが、来院されていない
- 手術、検査を予約されたが来院されていない
- 受付、会計で不平、不満を漏らして、その後来院されていない
- 当日、診察で待たせてしまって、その後来院されていない
- 調剤薬局で薬についてクレームがあって、来院されていない
- 他の病気で入院されて、その後来院されていない
- 他の医療機関へ紹介したが、その後の経過がわからない
- 家族が病気になり、その後来院されていない

(2) 中断患者の情報入力

抜き出された中断患者の情報は、統計ソフトエクセル（表4）に入力します。クリニックが患者さんに対し、同じ失敗を二度と起こさないための貴重なデータになるわけです。さて、最近は医事のソフトも充実して、ウィンドウズ98版ソフトを使い窓口業務、レセプト作成などの日常業務の他に、通院あるいは入院中の患者情報を疾患別、保険別と統計システムが構成されたものが販売されています。しかし、中断された患者さんの情報を抜き出すソフトはまだまだあ

表4　中断患者データ例

性別	年齢	窓口負担率	金額	最終来院日	曜日	時間	初診	当月実日数	処方日数	かかりつけ	主な病名	トラブル	備考
男	69	20	430	9月8日	水		8月26日	5	4	内科	慢性副鼻腔炎	(水)来院	9/1 鼻茸ope施工
女	45	30	680	9月10日	金		8月9日	1	7		慢性外耳道炎	(水)来院	ニコニコカード
女	53	30	1960	9月1日	水	P	9月1日	1	5		嗅覚障害		
女	16	30	1520	9月3日	金		2月22日	1	4		慢性中耳炎		
男	64	30	2320	9月30日	木		6月9日	2	14		滲出性中耳炎		ご主人の介護
女	35	30	740	9月6日	月	A	8月16日	1	3		音響外傷		8/15の爆竹で
男	37	30	4140	9月20日	月	P	9月20日	5	7	内科	内耳聴覚過敏		
女	67	30	1010	9月22日	水		4月20日	2	14	内科	眩暈症		
女	65	30	570	9月20日	月		6月3日	1	5	内科	乾燥性口内炎		7/12Alデンタル紹介
女	……	30	3660	9月21日	火		9月21日	1	4	内科	耳鳴症		
女	6	30	1480	9月17日	金		9月17日	4	0		滲出性中耳炎		
男	68	30	710	9月30日	金		8月23日	1	3		滲出性中耳炎		8/25チュービング施工
女	30	30	1340	9月21日	火		9月21日	2	7		*.01		
女	28	30	640	9月25日	土	P	9月21日	1	3		慢性副鼻腔炎		
男	64	20	3600	9月21日	火		9月21日	1	5		慢性外耳道炎	(水)Dのみ	大学の先生診察
女	48	30	590	9月22日	水	A	1月5日	5	4		慢性咽喉頭炎	不満	
男	69	20	400	9月21日	火		8月31日	1	5		外耳道外傷		
男	35	30	1260	9月16日	木		9月16日	3	4		慢性咽喉頭炎		
女	64	30	680	9月13日	月		8月20日	5	0		慢性副鼻腔炎		
女	59	30	360	9月30日	木		9月20日	1	10		*.01		
男	17	30	1130	9月27日	金		9月27日	1	7		慢性副鼻腔炎		
女	10	30	600	9月17日	水		7月10日	5	0		慢性中耳炎		
男	65	20	230	9月29日	金		9月13日	2	0		頚部リンパ節炎		
女	28	30	300	9月21日	木		9月17日	2	4	内科	慢性咽喉頭炎		
女	59	30	650	9月10日	土			2	5		慢性中耳炎		
男	66	20	270	9月6日	月		5月17日	1	0	内科	含声		
女	39	30	1810	9月25日	土	P	9月25日	1	7		鼻出血		
女	50	30	1100	9月17日	金		5月25日	2	4		慢性中耳炎		大学の先生診察
男	63	20	580	9月16日	木		9月7日	3	4		内耳聴覚過敏		高島の方
男	4	30	1280	9月24日	土		8月9日	1	7		滲出性中耳炎		
女	5	30	1500	9月11日	土		9月6日	2	5		慢性中耳炎		
女	72	0	0	9月9日	木		8月27日	1	0	内科	慢性咽喉頭炎		
女	81	0	0	9月8日	水	P	9月7日	2	5		滲出性中耳炎		
女	80	0	530	9月20日	月			7	7		眩暈症		

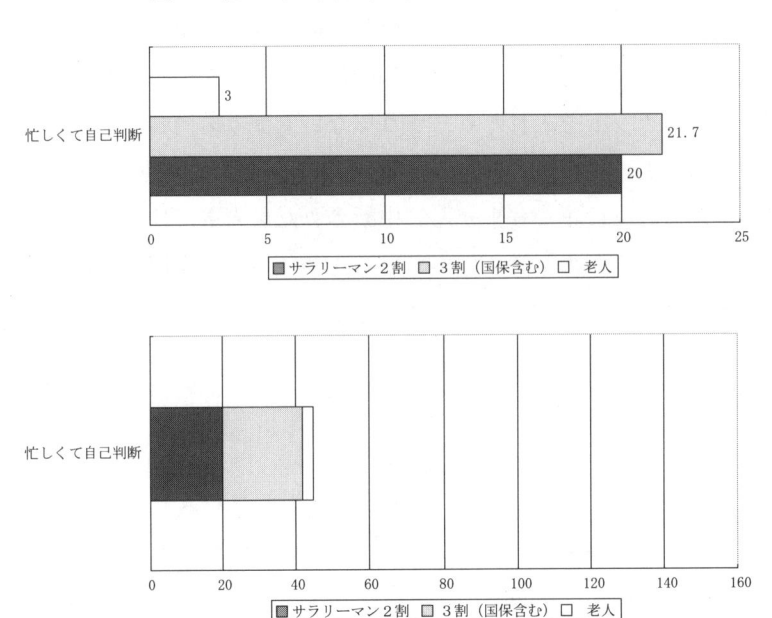

図20　忙しくて自己判断　サラリーマンの割合

忙しくて自己判断
- 3
- 21.7
- 20

■ サラリーマン2割　□ 3割（国保含む）　□ 老人

忙しくて自己判断

■ サラリーマン2割　□ 3割（国保含む）　□ 老人

りません。多くの病医院では、中断された患者さんは、そのままカルテボックスの中に埋もれてしまっているのが現状でしょう。

　医師もスタッフも、日々の診療に追われて、中断してしまった患者さんのことまで手が回らないのが現状なのです。クリニックでは自ら、中断患者情報をデータ化し、検証して中断患者対策に役立てています。

　さて、上記に示した条件に従って抜き出したカルテは、必要に応じて院長の指示を受け、事務長、担当看護師が中断患者の対応に当たります。再度、来院していただくための電話を直接かけることがあります。しかし、患者さんの反応は、クリニックから電話がかかってきたことに抵抗を感じるようで、私たちは患者さんが受ける印象を悪くしないように電話することを心がけています。

　私たちが、患者さんから「私のために一生懸命になってくれてい

る」という実感をもたれれば、電話作戦は成功です。

(3) ハガキによるフィードバックとそのテクニック

1枚のハガキは患者さんとの信頼関係を作ります。ハガキには季節を感じるカットを入れたり、さり気ない気配りの内容でまとめます。もちろん再来が第一の目的ですが、「来院してください」では、患者さんの心には止まりません。中断された患者さんは、クリニックに対して何らかの不満を抱いているため、患者さん個人に合わせた内容でまごころを込めたハガキにします。

事例

　　　Nさん（女性）　77歳
「ご主人様の体調はいかがでしょうか。退院されましたか。時間がとれたら今度はNさんご自身の体のことも考えましょう」
　　　Yさん（女性）　63歳
「先日はお待たせして申し訳ありませんでした。帰りのバスには間に合いましたか」
　　　Fさん（女性）　24歳　　　診断　舌腫瘍
Fさんは、大学病院に紹介後、入院。手術では、舌部分切除を行っています。
「その後、仕事に復帰されたとうかがいましたが、順調ですか。お時間がありましたら、近況報告をお願いします」

このように患者さんにハガキを書く業務は、決してついでの仕事でないことをスタッフは知っています。それはハガキを通じて、患者さんとクリニックの間に信頼関係ができるからです。ハガキは患者さんとスタッフ間のコミュニケーションの手段となっています。

(4) ハガキによるフィードバック率

表3で示した当月抜き出した中断患者を100％とした場合、翌月

から2カ月間で、ハガキが届いたからと来院された患者さんは75.7％になりました。また、いずれ、耳鼻科の病気にかかった場合に受診すると予測される患者さん（クリニックではこのような患者さんを潜在患者と呼んでいます）を加えると、数値はさらに高くなり85.3％になります。その結果、ハガキを書いたが来院されなかった患者さんは、当月全レセプト件数の2％となりました。この2％に当たる患者さんの中で無差別に電話で中断理由を尋ねたところ、「他の耳鼻科に通っています」「初診の日、検査をしてかなりの金額を払ったので、次からも高いのではと思って中断した」と話されました。

　当クリニックの当月1カ月の調査では、電話やハガキで再度来院された患者さんは、当月全レセプト件数の11％になりました。

　クリニックでは、来院いただいた患者さんを忘れないように、また患者さんからも忘れられないように、中断患者を掘り起こし再来していただくように毎月、中断患者検索を行っています。この中断患者対策を通じて、クリニックが学んだことは、診療所レベルでは、個人対個人のつながりの色彩が強く、病院よりも地域に密着しているため、人的ファクターが重要になってくるということです。そのため、これまでのような医師1人のファクターでは、患者対応は難しくなってきたということです。

　そこで働くスタッフも自院を支え、患者対応に努めなければなりません。スタッフ1人ひとりが患者さん個人に対して、常に気を配りアンテナを高く張ることが大切です。それが患者継続の最良の手立てになると思います。

⑥ カラオケのど自慢大会とバザー

　平成15年度で8回目の"素人カラオケ＆文化祭"は、クリニック

の歳末の恒例行事になっています。この会は「患者友の会」が主催する患者さんとスタッフの協力で出来上がっています。参加者は患者さんとその家族、なかにはクリニックに受診されてはいないけれども、クリニックの患者さんのお友だちということで会に参加される方もいます（写真12、写真13参照）。

　歌が得意な患者さんも上手に歌えない患者さんも、この日は舞台で元気に歌います。平成12年はバザーも企画しました。これは歳末助け合いの一環です。これまではカラオケに参加いただいた患者さんに、参加費の代わりに募金の協力をお願いしていましたが、バザーを開催することで、助け合い運動をさらに強化しました。

　この会は平均年齢70歳で高齢者の参加が多く、院長の「いつまでも元気な高齢者でいてほしい」という思いがあります。また、日頃のストレスをこの会で発散してほしいとも思っています。

　しかし、この会の一番いいところは、患者さん友の会主催とはいえ、スタッフが企画して会の運営にあたることです。院長はあくまでもこの会のアドバイザーであり、実行委員長がスタッフを中心に会を盛り上げます。患者さんのために汗を流す、唯一のクリニックの行事です。スタッフが体で覚えたボランティア活動でもあります。

7　広報誌

　クリニックでは、平成9年8月以来、広報活動を続けています。この広報誌は「より患者さんに近い院内新聞を目指そう」というコンセプトで始めました。広報活動に参加するスタッフの姿勢は、クリニックへの思い入れとなり、スタッフ教育にも効果的です。

　取材を通してスタッフが学ぶことは、これまでの患者さんとスタッフの立場での付き合いから、患者さんの日常生活に触れることで、社会人としての付き合い方を学ぶことです。また、広報誌を作

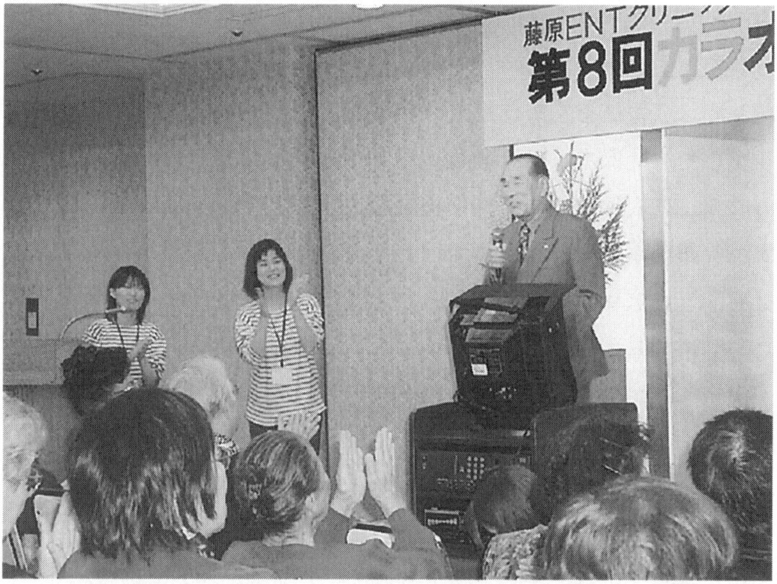

Step 6 クリニックの戦略編

写真12　院内での恒例行事「素人カラオケ文化祭」風景

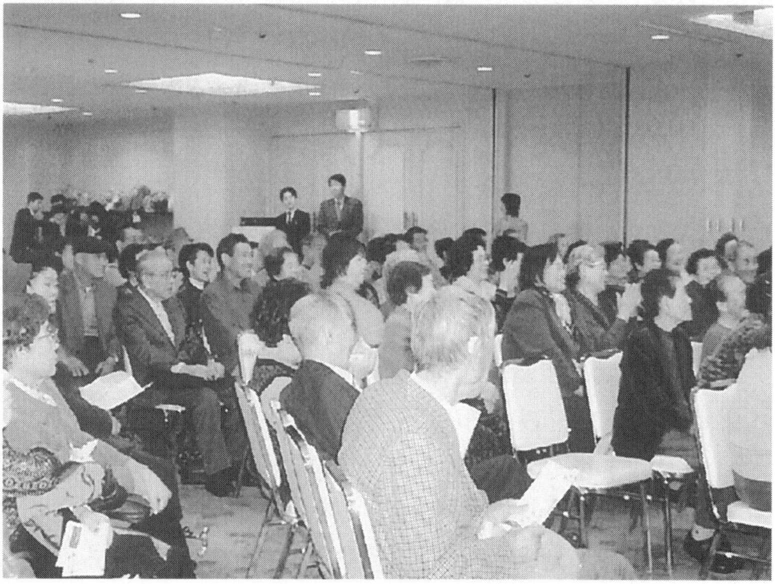

写真13　素人カラオケ大会に聞き入る患者さんと家族

ることで、クリニックの医療に対する誠実な姿勢を内外に伝えることができました。

　さて、広報誌を始めた平成９年９月は、健康保険法の大変革がありました。社保本人の１割負担が２割負担となり、薬剤一部負担金の導入、老人保健法の一部負担金の改正などで、まさに患者さんの病医院離れが始まったとまで言われました。しかし、この時期にスタートした広報誌の成果もあったようで、患者さんはこの時期を境にして増加しました。おそらく、広報誌で掲げたクリニックの姿勢が患者さんにも伝わっていったのでしょうか。また、広報誌に取り組むことで、スタッフの意識改革につながっていったと思います。

　私は、広報誌活動をクリニックにおける経営戦略の一つの柱にしています。当初は、制作費Ａ４判４頁、カラー印刷と諸経費で月12万円の広報費でした。発行部数1,000部、１枚あたりの単価は238円程度になりました。この中には、制作にあたるスタッフの残業代を含んでいます。事務長としては、これでは高いと考え、まず、カラー刷りを３色印刷に変更しました。カラー印刷に比べると多少の不満もありますが、ほとんどこれまでどおりの刷り上がりで出来上がります。

　次に諸経費のほとんどは、写真の焼き増し代でした。広報誌の中では、10枚程度の写真を掲載しますが、写真を撮ることでかなりの無駄が出ていることに気がつきました。そこで、院長の提案でデジタルカメラを購入しました。デジタルカメラは取り消しも簡単で、パソコンへの取り込みが簡単にできるため、諸経費がほとんどかからなくなりました。さらに、スタッフのこれまでの残業時間の削減を考えました。１カ月のスケジュールを立てて、計画的に制作に当たることにしました。そのため、残業は印刷会社に提出する日とその前日に30分程度にまで短縮されました。現在は月７万5,000円ほ

どの経費ですんでいます。

　しかし、この費用も広告費としては決して安いとは言えませんが、地域開業医として、患者さんとの信頼とスタッフの教育効果面を考えるならば、十分おつりがくるような気がします。

　最近では、広報誌に取り組む病医院が増えてきましたが、広報誌は決して、自院PRのための自己満足に終わってはいけないと思います。情報公開の時代と言われていますが、単に病医院の都合ばかりで広報誌を作るのではなく、患者さんの立場に立って考える情報誌でありたいと思います。

広報誌を楽しく見せる工夫

　広報誌は、地域とのコミュニケーションツールであるというスタンスを持っています。従来、病院の広報誌といえば、どの誌面にも病院関係者が登場し、病院の宣伝になることが多かったように思います。当クリニックの「藤原ENT通信」では、まず地域や患者さんが参加する新聞づくりにしようと考えました。

　「藤原ENT通信」がスタートしたすぐ後は、自前でやろうと製作から構成、印刷まで院内で行いました。カラーコピー機を購入して印刷しましたが、やはり限界があり、印刷は専門の業者へ任せるようにしました。現在は、構成までを院内で行います。あくまでも、手作りというこだわりの部分を捨てきれず、院長と広報スタッフが中心となって、広報誌作りにあたっています。

図21 患者さん（特に小児患者）とスタッフのスナップ写真を表紙に使うことで、患者さんとの距離がさらに近くなり、親しみやすい広報誌になる

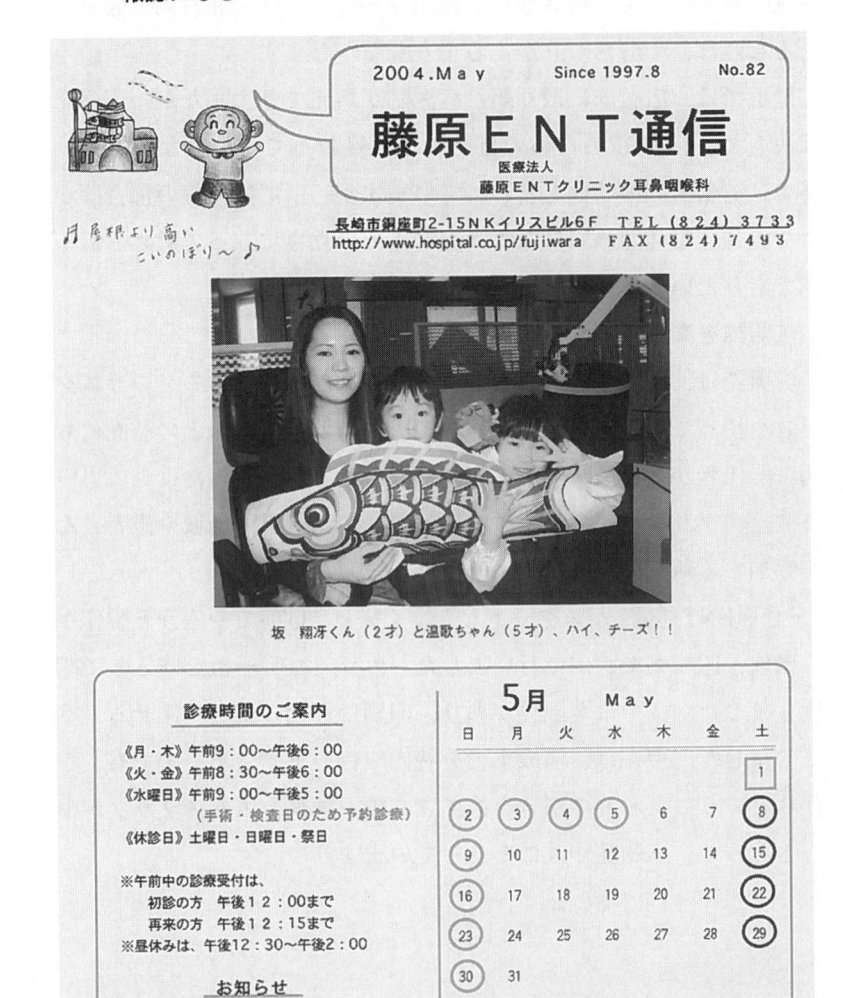

Step 6 クリニックの戦略編

写真14 クリニックの常連の患者さん。高齢社会の中で元気に過ごしている高齢者の写真を表紙に選びました

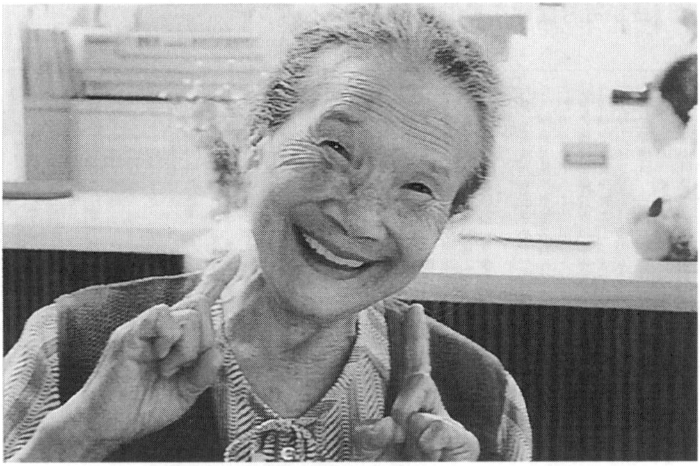

「吉田さんの笑顔が、私たちの元気の素なんです!」

写真15 表紙は人物ばかりではなく、長崎の伝統行事である「長崎くんち」を掲載して、地域との親近感を出す

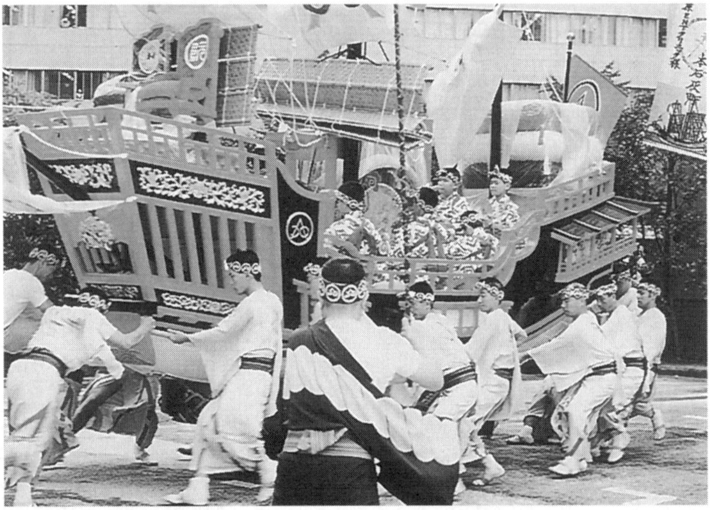

本石灰町の御朱印船。モッテコーイ、モッテコーイ

図22　クリニックの広報誌には、「診療一服」というコーナーがあり、診療の話、院内行事の話、県の行事、自身の余暇の話など、藤原院長が毎号話題を提供し、好評を得ている。

診療一服

二人旅

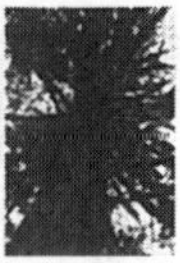

開業してるとなかなかまとまった時間がとれず、我家の家族旅行は珍しいものです。昨年、年末の休みがまとまって取れたので、家族旅行を提案したのですが、子供達も大きくなると都合がいろいろあるようで、結局、末っ子の息子（中2）と二人で屋久島に行ってきました。段々親離れしていく年代で、今回、なかなか一緒に旅する事に首を縦に振ってくれませんでした。しかし、屋久島が世界自然遺産に指定された事を学校で教えてもらっており、屋久島には興味を持ったようで賛成。

屋久島は世界自然遺産に指定されており、宮崎駿監督がもののけ姫のアニメ映画を作る時、何回も屋久島に足を運んだそうです。私にはそのうっそうとした神秘な森を見たい。できれば九州の最高峰宮之浦岳や縄文杉も見てみたいという希望があったのです。

初日は長崎から鹿児島まで空路。ところが鹿児島から屋久島の便が私達の前の便まで全て強風のため欠航。私達の便は出発前から、屋久島の状況如何では鹿児島に引っ返すというアナウンスでした。機内からは海上の白波が見え、着陸は緊張感が漂っていました。機はがたがた揺れながら着陸。ほーと一息。乗客から拍手喝采。やれやれ。

ガイドさんが迎えに来ており、しきりに運が良かったと言っておりました。早速、4輪駆動車で出発。白谷雲水峡へ。白谷雲水峡では遊歩道がよく整備されており、歩道の側から巨大な弥生杉を見る事ができ、もののけ姫のイメージの苔むす、うっそうとした森を鑑賞する事ができました。

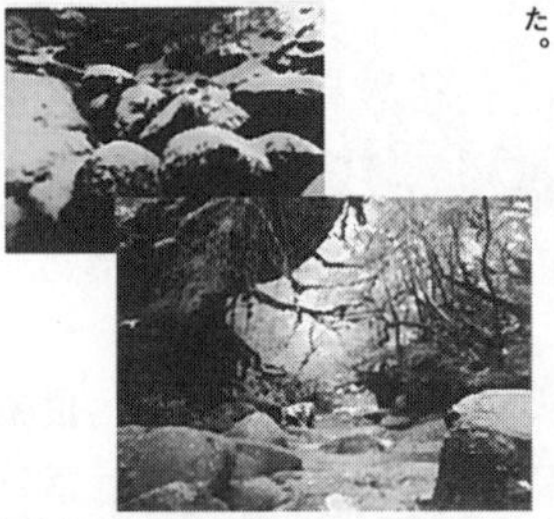

屋久島は山が海から突きだしたような島です。海岸からすぐ宮之浦岳が見えると思ったのですが、奥深い所にあるため見えないという神秘の島なのです。気候は温暖で一週間に十日雨が降るといわれるように雨が多い所です。まず気付くのは苔が多い事です。至る所、岩石の上には緑の苔が付いていました。苔には水の雫がキラリ。倒木の上にも河原の石にも苔がびっしり。水は清流で、どこでも美味しい水が飲めました。山は火山性の岩盤で出来ており、土地は痩せているようです。このため杉の根ッ子は生き延びるために逞しく岩場に根を張っているそうです。このエネルギーが堅くてつやのある屋久杉を作っていくのでしょう。この杉を支えているのが土というよりは岩場に張り付いている苔のようでした。私には屋久全体が緑の苔の島との印象を得ました。

翌日は朝5時ホテル出発。真っ暗です。途中、凍結のため道が通れなくなっており、やむなく白谷雲峡に引っ返し、辻峠を越え、最初からの予定ルートのトロッコ道に合流するというルートに変更しました。朝7時から登山開始。寒い。ガイドはすぐ頭から湯気が出るようになりますよと話してくれました。最初はまだ整備された登山道ですが、やがて、石がごつごつして、杉の根っ子がびっしり張りめぐらされている道に変わります。

よっこいしょ。よっこいしょ。どっこらしょ。どっこらしょ。

登山道は雪が積もっている上、杉の根っ子が張り巡らされているので歩きにくいのです。私の知る長崎近隣の山と大違い。石の上をポンポン飛び歩く感じです。岩山をよじ登っていくような狭い道が多く、バランスを取りながら上らなければならないのです。目の前の岩や石ころばかり見るような登山となります。お陰ですぐ、頭から湯気が出るようになりました。山道の脇は樹木の背が高いため、なかなか山々の頂が見ることが出来ません。途中やっとわずかに雪が積もった宮之浦岳を望むことが出来ました。

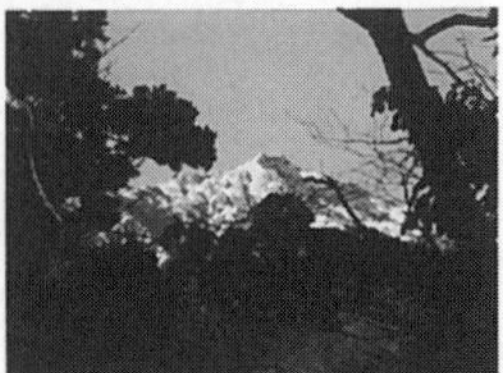

やっとたどり着いた縄文杉です。パンフには7千年の年月を経ているとあります。風が強いため途中で折れたのでしょう。上には沢山の寄生樹が付いています。これも苔の上に種が生着して根付いたのでしょう。

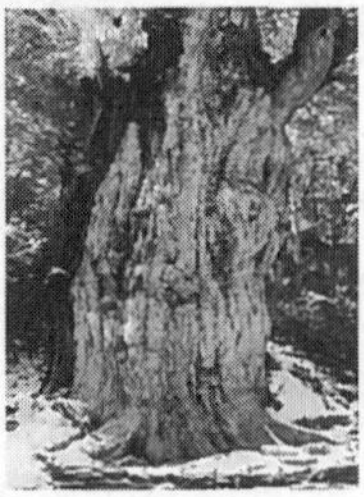

往復、10時間の行程でした。息子にはまだ負けない体力があると自負していたのですが、優しい息子殿は心配そうに上で待ってくれるのです。悔しいやら嬉しいやら複雑な気持ちを味わいました。

（院長）

2

Step 6　クリニックの戦略編

図23　写真の取り込みが多いのも特徴だが、写真ばかりでは誌面がきつくなりがち。「せりふ」を入れたり、広報スタッフのコメントを入れることで、写真のしつこさを解消

長崎ランタンフェスティバル

すっかり長崎の恒例行事となりました長崎ランタンフェスティバル。今年は中国旧正月（春節礼祭）の1月22日から15日間開催されます。長崎の街は極彩色の中国風オブジェと色とりどりのランタンであふれかえります。いろんな催し物があり楽しめます。長崎冬物語の世界です。

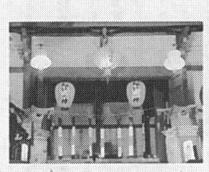

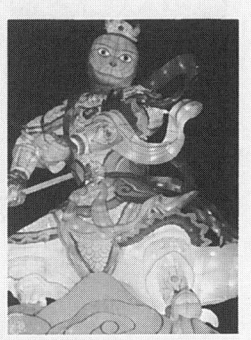

春はもうすぐ…

唐人屋敷跡にある四堂の中の土神堂。静けさが心地よく感じられます

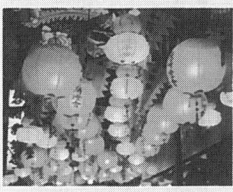

まるで異国に来たような不思議な感じがします

今年のメインオブジェは「西遊記」に出てくる孫悟空で「斉天大聖（せいてんたいせい）」という神様です

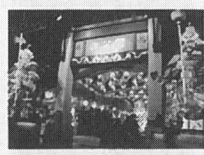

メイン会場、湊公園の門を守っている門番達

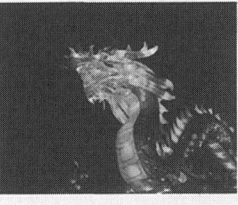

空高く飛んでいるかのような光輝く龍！夜空に映えます

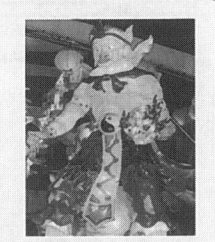

斉天大聖のかたわらで、ひときわ輝いていた雄々しい姿

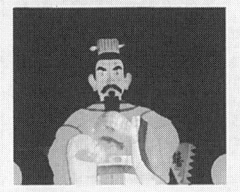

クイズ、この人は誰でしょう?! 三国史に出てくる偉人です。「語」がつく人です

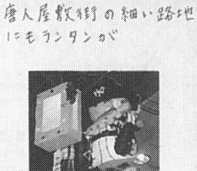

唐人屋敷街の細い路地にもランタンが

③ ランタンの上には、ほんのり雪が積もっています。長崎冬物語

手作りランタンの中にヤンキースの松井が！

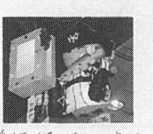

中国の雑技団の演技に見とれる観客。人が多いですね

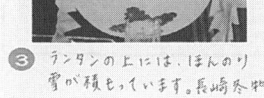

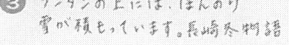

図24 院長のコーナー。病気に関することではつい難しくなる話を、ソフトタッチな院長自作の絵で表現する。患者さんに読んでいただけるように工夫している1つ

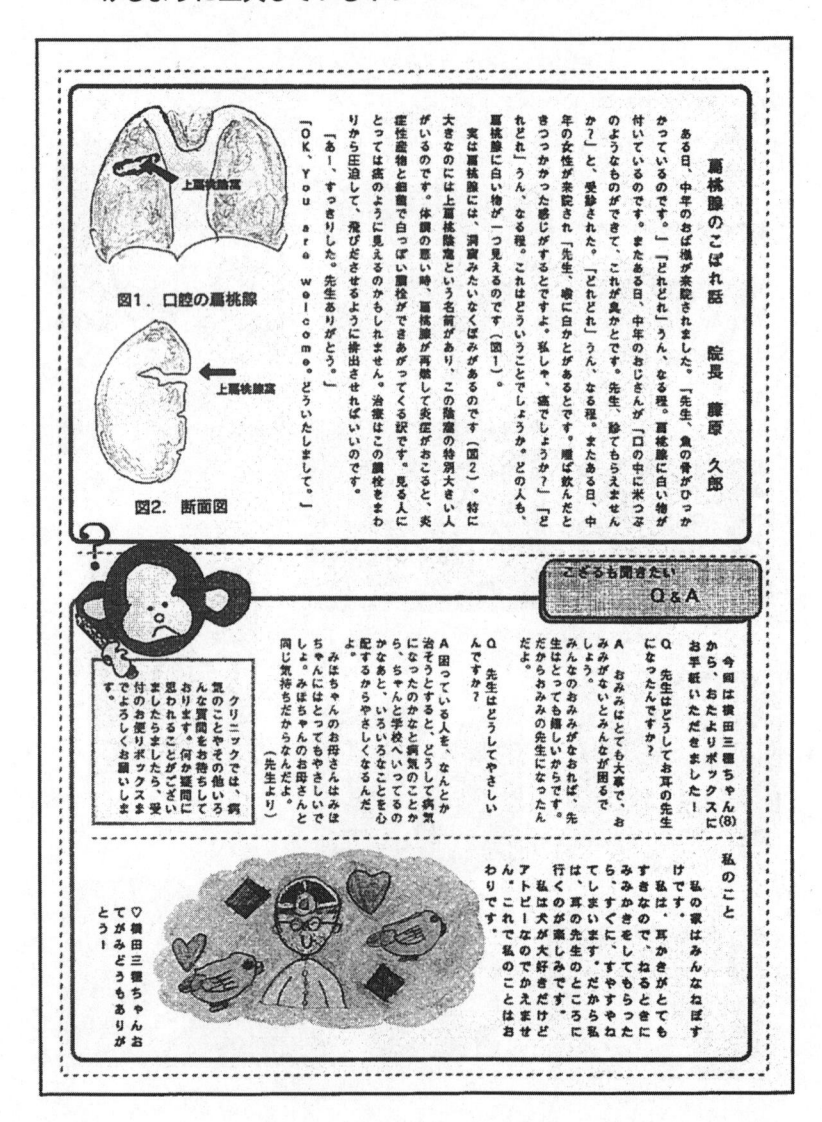

扁桃腺のこぼれ話　院長　藤原　久郎

ある日、中年のおば様が来院されました。「先生、魚の骨がひっかかっているのです。」「どれどれ」うん、なる程。扁桃腺に白い物が付いているのです。またある日、中年のおじさんが「口の中に米つぶのようなものができて、これが臭いのようなものができて、これが臭いのです。先生、診てもらえませんか？」と、受診された。「どれどれ」うん、なる程。またある日、中年の女性が来院され「先生、喉に白かとがあるとです。唾ば飲んだときつっかかった感じがするとです」。私しゃ、癌でしょうか？」「どれどれ」うん、なる程、これはどういうことでしょうか？（図1）。

実は扁桃腺に白い物が見えるのです（図1）。

扁桃腺には、洞窟みたいなくぼみがあるのです（図2）。特に大きなのには上皮陥窩という名前があり、この陥窩で炎症がおこること、夾雑物と細菌で白っぽい膿栓ができてくる訳です。見る人にとっては癌のように見えるかもしれません。治療はこの膿栓をまわりから圧迫して、飛びださせるように排出させればいいのです。

「あー、すっきりした。先生ありがとう。」

「OK, You are welcome. どういたしまして。」

図1．口腔の扁桃腺
上皮陥窩

図2．断面図
上皮陥窩

こどるも聞きたい Q&A

Q 先生はどうしてやさしいんですか？

A 困っている人を、なんとか治そうとすると、どうして病気になったのかなと病気のことが気になって、ちゃんと学校へいっているのかなとか、いろいろなことを心配するからやさしくなるんだよ。

みみちゃんのお母さんはみみちゃんにはとってもやさしいでしょ。みみちゃんのお母さんと同じ気持ちだからなんだよ。
（先生より）

Q 今回は横田三穂ちゃん(8)から、おたよりボックスにお手紙いただきました！

A みみはとても大事で、おみみがないとみんなが困るでしょう。
耳のおみみがなければ、先生のおみみを貸したいくらいみんなのおみみが大事なんです。だからみみを隠したいみたいに先生は耳のお医者になったん

私のこと

私の家はみんな犬ねこすきなのです。耳かきがとてもすきなので、ねるときはみみかきもしてもらっています。すぐにねてしまいます。だから私は耳の先生のところに行くのが楽しみです。私は犬が大好きだけどアトピーなのでかえません。これでおわりです。

♡横田三穂ちゃんおてがみどうもありがとう！

クリニックでは、病気のことやその他いろんな質問をお待ちしております。何か疑問に思われることがございましたらお便りボックスまで付のお便りボックスまでどうぞよろしくお願いします。

Step 6 クリニックの戦略編

図25 「藤原ENT通信」キャラクターの「こざる」。実は名前がまだ付いていないのだが、各誌面に「こざる」がひょっこり登場することで、親しみやすい広報誌になっている

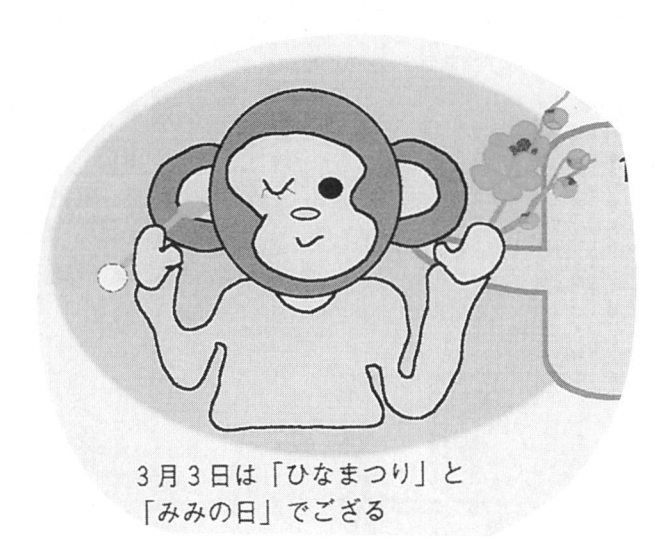

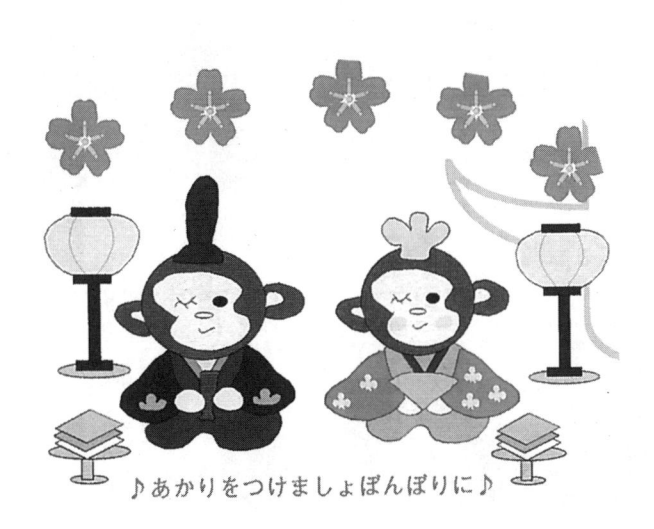

3月3日は「ひなまつり」と「みみの日」でござる

♪あかりをつけましょぼんぼりに♪

図26「ＥＮＴ探検団」は、広報誌が地域に密着していることを一番表しているコーナー。つまり、広報活動に一番大切なことは、病院(スタッフ)が地域に飛び出していくことで、地域とのコミュニケーションができ、結果的に集患対策となっている。また、取材スタッフが地域に飛び出すことで、社会人としての付き合い方を教わる

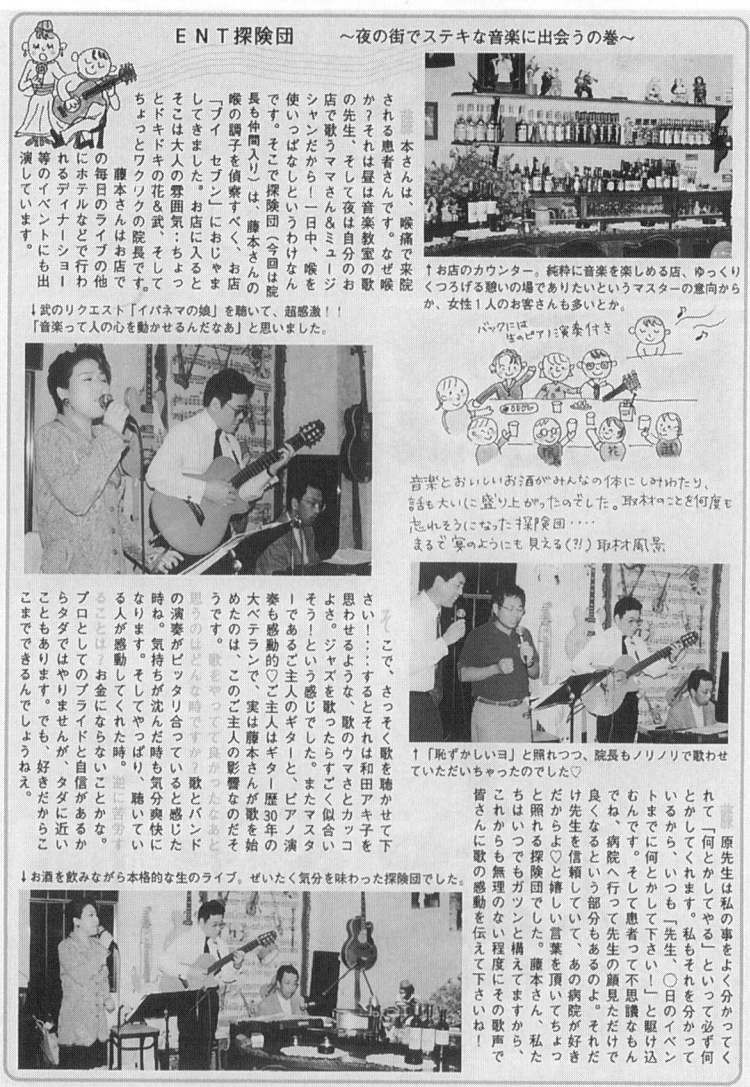

⑧ エレベーターホールの伝言板

　クリニックのエレベーターホールに、ホワイトボードの伝言板を設置しています（写真16参照）。エレベーターホールエントランスもクリニックの情報を掲示できる大切なスペースです。さて、この伝言板には、担当スタッフが毎日、メッセージを書きます。夏期は「残暑見舞い」や「甲子園情報」「終戦の日の話」など、医療とは直接結びつかない内容ですが、メッセージは子供にも高齢者にも読みやすく、語りかけるように書いています。

　例えば、「残暑お見舞い申し上げます。（略）終戦の日、母に芋粥を作ってもらい、当時の悲惨な体験を聞きました。戦争を知らない私たちですが、1年に1回は戦時中の話に耳を傾けることが大切だと感じました」、「毎日暑い日が続きます。夏休みも半分、終わってしまいました。宿題はいかがですか。クリニックではENT通信に元気に陽焼けした子供たちを募集しています（略）」など、患者さんにとって身近な話題を書くことで、ほとんどの患者さんが玄関ホールで立ち止まり、このメッセージを読まれています。受付では「○○です。お願いします」や「こんにちは」という挨拶の代わりに、その日のメッセージについて、患者さんが意見を楽しそうに交わしながら、受付をされることが多くなってきました。子供たちは「お姉ちゃん（受付スタッフ）、僕、こんなに焼けたよ」と入ってきます。

　また、最近はスタッフのアイデアで、伝言板の台の上でむらさき芋の球根を育てています。日ごとに芽を出し育っていくむらさき芋に、患者さんも目を細めて球根の成長を楽しみに観ているようです。

　この伝言板を通して、患者さんもスタッフも優しい気持ちになっているように思えます。何よりも、スタッフの医療人としての優しさや思いやりに加えて、相手がどうしたら喜んでいただけるかとい

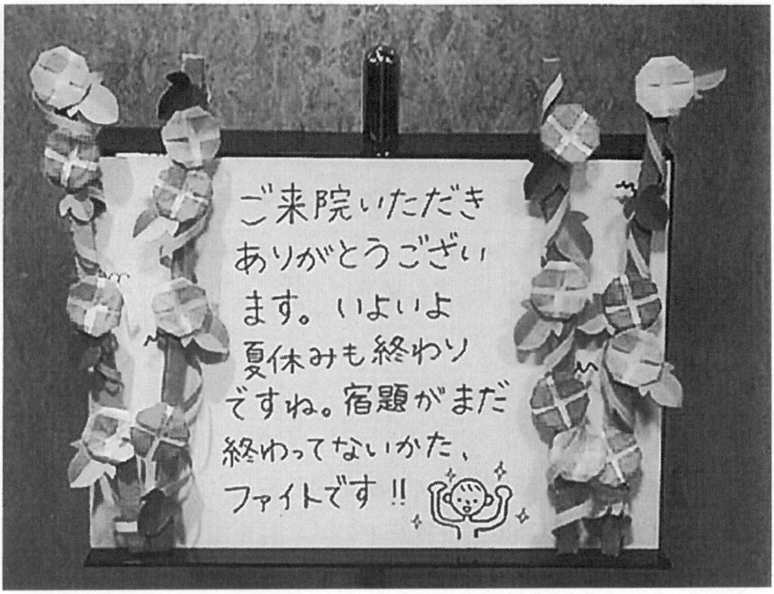

写真16　エレベーターの伝言板

う、気遣いの感性が磨かれてきたことがスタッフ教育として効果的であったと思います。

　この伝言板は何となく目立たないサービスのようですが、患者さんにもスタッフにも潤いを与え、心に「ハッ」ととまるサービスになっています。伝言板を読んでクリニックに入って来られる患者さんは、いつもよりも穏やかに受付スタッフに声をかけながら入って来られます。伝言板の優しい言葉がけは、患者さんとスタッフ間の親しみを、より深くしているのでしょう。

⑨ スタッフのチェックマーク

　夏のある日、ある内科クリニックに受診しました。入った途端、クリニックの中はデパートのようにたいへん涼しい。最初はこの涼しさも心地よかったのですが、受付で診察を待っているうちに、足

先から冷えてきます。おそらく、受付にいる若いスタッフには快適な温度なのでしょうが、病人やお年寄りには少々こたえる温度です。

　さて、当クリニックでは、空調、電気のコントロールをスタッフ自ら管理するようにしています。院内で取り決めているチェックマーク（写真17）は、患者さんが快適に診察を受けられるようにと、いつも気にかけるマークです。

事例　冬の冷え込んだ日

　診療が始まる前は、受付待合室はたいへん冷えている。そのため一気に室内を暖める。診療が始まったばかりは、まだ患者さんが少ないため、室内はそれほど暖まらず、暖房を高めに設定する。しかし、患者さんがピークになる10時を過ぎてから正午までは、いったん患者さんの様子を見て、スタッフが暖房を切ったり、温度を下げたりしてコントロールする。このまま高い温度設定にすると、熱気で室内の温度は一層高くなり、患者さんも受付スタッフも頬がほてって、逆に不快感を感じてしまう。

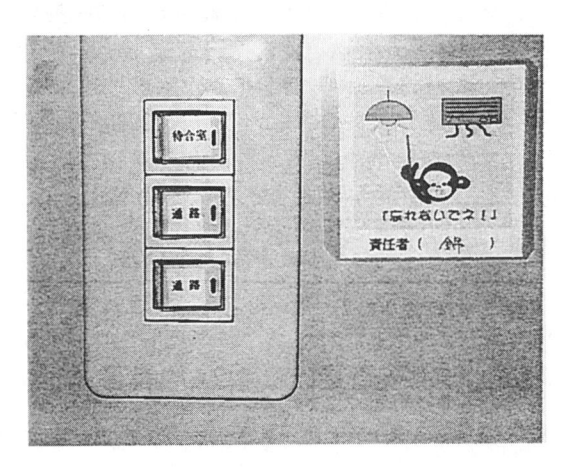

写真17　チェックマーク

私たち医療スタッフは、患者さんの体に合わせた対応をすることが大切です。患者さんが院内で快適に治療ができるように、常に温度や湿度のコントロールをすることも大切な医療サービスです。また、室内の空調やスイッチは「誰かがする」という感覚になりがちであるため、担当を決めたことがよかったようです。もちろん、当院の空調機にも自動装置が付いていますが、（非効率的といわれるかもしれませんが）なるべく自動に頼らない、現場スタッフの目配り、気配り、心配りのスイッチで室内の室温調整をします。それは、スタッフが院内、特に待合室の室温をキャッチする時、きっとそれだけではなく、待合室で診察や治療を待つ患者さんのしぐさ、表情、言葉遣いを併せてキャッチすることができるからです。一つのことから院内全体が見えてくるという、当院のスタッフ教育のやり方なのです。お陰で、スタッフは患者さんの様子を感じ取り、患者情報をカルテに書き留めてくれます。

⑩ カンファレンス室の活用

　カンファレンス室を持つことも、かねてからの院長の希望でした。カンファレンス室には、プロジェクターを使わない、CCDカメラとTVをつないでミーティングをすることができるようにしています。プロジェクターの耳に残る小さな騒音がないため、静かな環境でミーティングが行えます。現在、院長と市内の開業医の先生との会議や医事業務の勉強会、スタッフミーティングと活用しています。

　昼間は、スタッフの昼食の場としても使います。また、カンファレンス室に置かれた長テーブルは、院長のこだわりで90cm幅の特注テーブルにしました。人が近づきすぎず、離れずの距離で、対話が楽しめるテーブルです。ここでも、院長のアイデアが光りました。

⟨11⟩ スタッフの手作り作品

　写真18のペンギンや雪ダルマなどは若手スタッフの作品です。夏の間、大活躍するペンギンですが、材料はすべて折り紙です。会計のカウンターに置かれたこの作品は、治療を終えた緊張気味の患者さんの目にとまり、自然と会計カウンターのそばまで寄ってこられます。おかげで、会計スタッフも声をかけやすい雰囲気となります。初めての患者さんにも「こんにちは」と挨拶し、患者さんも「こんにちは」と声をかけ合うことができました。

　挨拶を交わせることは、お互いの間に潤いが生まれるようで、そのあとの会計での説明もスムーズに運びます。ちょっとしたスタッフのアイデアが、患者さんの心にとまり、緊張した気持ちをほぐしてくれるヒット作品です。

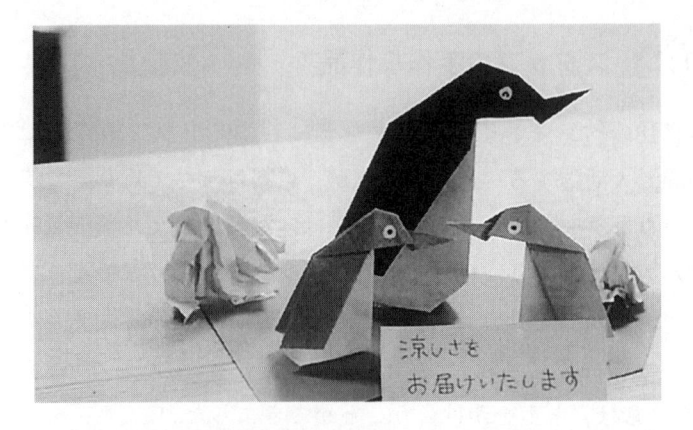

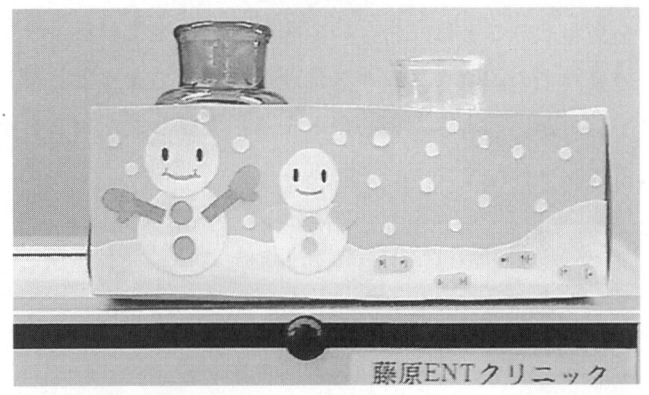

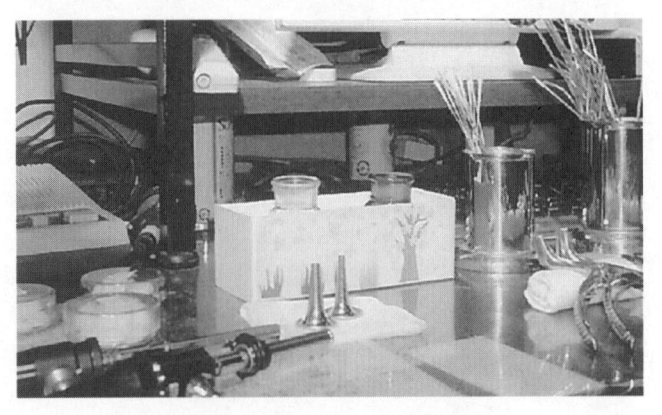

写真18　若手スタッフの作品

STEP 7

教育編

① パートスタッフの勉強会

　まず、当院のパートスタッフの雇用形態について話を進めます。経営環境が厳しさを増す中で、年々、当院の雇用形態も変化してきました。これまでのフルタイム正職員から、フルタイムではあるが残業の拘束のない非正職員や、耳鼻科の忙しい花粉症シーズン（1月～3月を目処）だけ採用する短期スタッフといったパート化が進んでいます。従来、パートは正職員の補助であり低賃金労働でしたが、当院におけるパートは専門的な技術を熟知したスタッフで、業務においても基幹的な役割を持つようになりました。

　労働環境が正職員からパートスタッフへシフトしつつある今日、当院でも、パートスタッフは医院を支える重要な人材となってきています。そのためにも、パートスタッフの働く環境を整えることが大切であり、パートスタッフのスキルアップを図ることを、当院ではこの1～2年力を入れてきました。

　さて、パートスタッフは、必要な時間帯の中で勤務しているため、院内ミーティング等に参加できないという難点があります。そのため、医院の方針を理解しづらい点や耳鼻科に関する病気のことを熟

知できない点があります。それに、患者さんから見ると、正職員でもパートスタッフでも同じなのです。そこで、パートスタッフにも医院の方針を理解してもらうために、定期的に勉強会を開催しています。

　勉強会は1時間程度で、パートの勤務時間はまちまちですが、時間を調整して行います。当日は研修として、1時間の研修手当を出します。勉強会ではより専門性を高めることを目的とし、またもう一つの目的は、院長とのコミュニケーションを図ることと考えています。当院においては、院長とよく話をすることが、最大の教育効果となっているからです。

　それでは、勉強会内容を紹介します。

　次の3例は院内でよくあるケースです。貴女はこのような状況の中で、どう対応されますか。また、対応方法をいくつかご自分で書き出してみてください。

勉強会の事例1

　電話でも、予約にはきめ細やかなコミュニケーションが必要

患者　「もしもし、〇月〇日の検査の予約を取りたいのですが、いかがでしょうか」と電話がありました。では、貴女はどのように対応すればいいでしょうか。

受付スタッフ　「はい、伊藤 肇さんですね。すぐにカルテを準備します。(他のスタッフにメモで指示し、伊藤 肇さんのカルテを出していただいてください。その間、貴女は患者さんと〇月〇日の希望の時間をうかがうようにしてください)(カルテが出る)はい、耳のCT撮影ですね。ご希望の時間はありますか？」

患者　「では、10時にしてください」

受付スタッフ　「はい、10時ですね。では、〇月〇日の10時に耳CTの予約をしましたので、10分前には来院ください」

Step 7 教育編

　では、次に受付歴5年のスタッフNの対応です。
患者　「もしもし、○月○日の検査の予約を取りたいのですが、いかがでしょうか」
スタッフN　「はい、伊藤 肇さんですね。すぐにカルテを準備します。（他のスタッフにメモで指示し、伊藤 肇さんのカルテを出していただいてください。その間、貴女は患者さんと○月○日の希望の時間をうかがうようにしてください）（カルテが出る）はい、耳のCT撮影ですね。ご希望の時間はありますか？　今、○日でご案内できる時間帯は、午前では10時から、午後は3時以降なら、いつでも大丈夫です」
患者　「では、10時にしてください」
スタッフN　「はい、10時ですね。では、○月○日の10時に耳CTの予約をしました。先日、CT撮影のご説明は看護師のほうで済ませていたように記録されていますが、何か心配なことはありませんか。また、先日、会計で当日の検査料金についてはご説明をさしあげていましたが、金額のご確認はよろしいでしょうか。それから、先生にお尋ねしておきたいことはありませんか」
患者　「いえ、今は何もありません」
スタッフN　「はい、では伊藤さん、○日はお気をつけてお越しください」

　予約電話は難しい。患者さんは、検査に対する不安はあるはずです。その気持ちを察して、スタッフはきめ細やかなコミュニケーションを心がけてください。
　私が有名なホテルを電話で予約した時の話です。
ホテル　「○月○日、3名様のご予約を承りました。当日はお車で

97

お越しでしょうか？　また、当日の夕食はフレンチコースとなっております。当日のお食事は、６時からと８時からとなっておりますが、どちらのお時間で承りましょうか？」
木村　「はい、では６時からお願いいたします」
ホテル　「木村様、当日は４時頃から館内のご案内ツアーがございます。もし、ご参加になられるようでしたら、４時頃までにはお越しくださいませ。木村様、では、当日、お気をつけてお越しくださいませ。お待ちいたしております」と、実にていねいに話をしてくださいました。このように話されると、当日まで旅行のイメージは広がり、楽しみになるものです。

　つまり、電話は対面で話すよりも、より気を遣っていただきたいということなのです。

勉強会の事例２

　挨拶の効果

　挨拶は人間づきあいの基本であると思います。そのため、患者さんがそのドアを入られた瞬間に「おはようございます」「こんにちは！」と相手の顔を見て、明るく声をかけてあげてください。しかし、こういった患者さんの事例があります。
受付スタッフ　「おはようございます」
患者　「どうも……」
受付スタッフ　「鈴木さん、症状はいかがでしょうか」
患者　「まあまあです」と、鈴木さんは相変わらず受付でぶっきらぼうに一言、二言、話をされました。「どうも」では相手との対話は広がりません。スタッフは、患者さんご自身があまり話をしたくない状況を察してあげてください。

　挨拶は人とのコミュニケーションを広げていきます。どうぞ、院

内のスタッフ間でも挨拶を積極的に続けてください。

[勉強会の事例3]
　患者さんとの距離感から（受付編）
　昨日が初診、扁桃腺の痛みで再び来院されたMさんに、受付ではどのように応対するかを尋ねました。
　スタッフのFは「まだ、喉は痛いですか？」と尋ねましたが、ベテランSは「まだ、痛いのでしょうね？」とMさんに尋ねました。この2人のスタッフの対応の違いで、相手の心に響くのはどちらの対応でしょうか。
　スタッフSの「まだ、痛いのでしょうね」です。それは、「痛いのでしょうね」の言葉の中には、患者Mさんの痛みを理解しようとする優しさが感じられます。そのため、この言葉を受け止める誰もがスタッフSの言葉に癒されるはずです。患者さんとの距離感が近くなると、このような対話が生まれてくるのです。そうすれば、患者さんはニコニコになるでしょう。

② 院内勉強会・朝の5分間ミーティング

　現在、当院では毎日（平成14年から早朝診療を開始したため、現在では月・水・木曜日）朝の5分間ミーティング＆勉強会、週1回の勉強会、毎日、診療後、パートスタッフ勉強会が当院の定番勉強会を行っています。また、定期的ではありませんが、緊急ミーティング＆勉強会、職員勉強会などを週1回のペースで実施しています。

[事例1　電話再診料]
　Kさん（78）のご家族から「母が朝から眩暈がして、嘔吐が続いています。先生、どうしたらいいでしょうか？」と電話がありました。スタッフはすぐさま電話を院長につなぎ、院長は家族にアドバ

イスをしました。翌日、眩暈は少し治まり、受診され、会計の際に昨日の電話再診料と併せて当日の治療費の請求をしたところ、「診察もしないのに、昨日の治療費（とご本人が言う）を支払わなければならないのですか？」と、患者とその家族の気分を損ねてしまいました。電話再診料のことをどうも把握していないようです。さて、こういった場合、どのように対応すれば、よかったでしょうか。

　上記のように、いきなり「お支払いはいくらです」でなく「昨日は大変でしたね。（まず、相手の心の中に入り込むことが大切である）本日の治療費は○○円と、昨日の電話での問い合わせとしてのお支払いがございます。昨日のように、電話での問い合わせを電話再診料と言います。電話再診は、Kさんの症状を院長がカルテを見ながらじっくりとアドバイスするため、保険請求が発生するのです。ご了承ください。また、これからも何かあれば、昨日のようにご遠慮なくお電話ください。診療中でその場でお答えできない時は時間

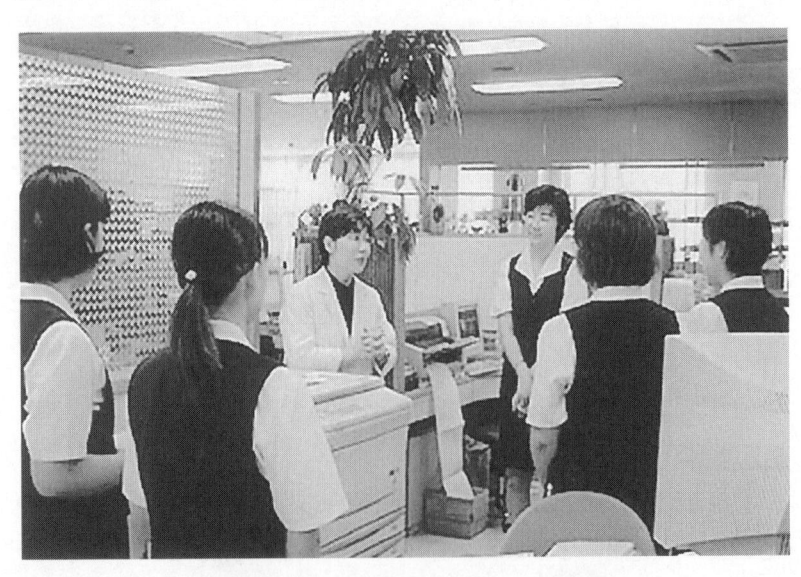

写真19　朝の5分間ミーティング風景

を調整することになりますが、院長には何でも相談してください」と、きちんと説明をするようにしてください。そうすれば、患者さんもニコニコです。また、患者さんの状況が緊急でない場合は「今日のお電話での問い合わせは、電話再診料として保険請求をさせていただきます。○○さんは3割のご負担ですから、次回の診察の際に220円を一緒に請求させていただきます」と、電話の際に説明を済ませておいてください。そうすれば、次回のお支払いの際は、患者さんはニコニコです。

　ただし、電話での指示が難しいケースと院長が判断した時は「診察にお越しいただくように」とお答えし、電話再診料は算定できません。つまり、電話再診料は、きちんと説明ができることと「貴女のことを心配しています」という姿勢で対応すれば、保険請求もきちんとできるでしょう。

事例2 「早くしてください！」と尋ねられた時、どのように対応しますか。

　患者さんへのスピード対応は、最高のサービスです。しかし当院の場合、混み合う時間帯ではすぐに対応できないこともあります。会計スタッフが状況を確認しながら患者対応を行ってください。まず、お勤めの方、学生には「はい、①今からお仕事ですね（今から学校ですね）。すぐに会計をさせていただきます」

① この一言が大切です。患者さんはこの会話に自分の状況を理解してもらっていると察するでしょう。

　しかし、場合によって、混み合う時間帯で診察室から患者さんのカルテが会計へ届いていない時には「はい、すぐに会計します」と言ってはいけません。急いでいる患者さんには、例え2〜3分でも「待たされる」という感じが強くなるからです。このような状況の中では、まず「誠に申し訳ありませんが、○○分ほどお持ちいただき

ますが、よろしいでしょうか？」と、具体的に〇〇分と説明して了解をいただくことが大切です。スピード対応とは、いずれにしても早く対応するといったことばかりではなく、個々の患者さんに合わせて小回りの効く対応であると思うからです。

事例３　待合室での携帯電話対応

　あいかわらず、院内で携帯電話をかける患者さんがいます。院内には「携帯電話はエレベーターホールで使用するか、院内の公衆電話をご利用ください」と案内をしているのですが、なかなか徹底されない現状があります。院内で使用される患者さんを見かけたら、どのように言葉がけをしたらいいでしょうか。

　「エレベーターホールでかけていただけませんか」あるいは「こちらの公衆電話をご使用していただけませんか」「他の患者さんのご迷惑になりますので、申し訳ありませんがご協力をお願いします」など、お願いするような気持ちで言葉がけをしてください。そうすると患者さんもまずニコニコです。決して「院内では携帯電話は禁止です」とか「院内では携帯電話を使用できないという決まりです」などと言ってしまうと、患者さんは注意をされたと医院に対してわだかまりを残してしまうでしょう。どうぞ、ニコニコと協力していただくためには、お願いの気持ちで対応してください。

事例４　やっぱり、今日、薬をいただいていきます。と会計を済ませた患者さんからこのように言われた時、どのように対応しますか

　「えっ！（心の中で会計も済ませたのに、もうッ！）薬ですか？」と言ってしまう対応では、患者さんへの最高のサービスとはいえません。考えてみると、投薬することで医院としては、処方箋料が算定できることになります。当然のことながら「ありがとうございます」

なのです。スタッフは「はい、承知しました。院長にその旨、伝えて参りますので2～3分、お待ちいただけますか？」と答えてあげてください。

事例5　院内編～患者さんからの質問に、どのように対応されますか？

当院より処方箋を発行した時に「他の病院でも薬をたくさんもらって飲んでいるのです。ここ（クリニック）からもらう薬を飲んでも変わらないので、あまり飲みたくないのですが。先生に言うと叱られそうで、どうしたらいいでしょうか？」と不安そうに話されました。

スタッフは、患者さんの不満や不安に上手に対応するためには、まず自分が患者さんの病気に関する事、治療に関する事、そして薬の事、何でも知っておかなければなりません。決して、知っている自分の知識の中で患者さんに弁明するということではありません。むしろ、いろいろな知識を知っていることで、患者さんがどんなことで心に不安を持っているのかが深くわかるようになります。そうして、あなたがまず上記のような患者さんの質問に対して声をかけてあげるとしたら、

「○○さん、お話を聞かせていただきありがとうございます。他の病院でいただいている薬の事は以前にうかがっているので、カルテに書き記されていますよ。きっと、院長はそのことも考えて薬を処方されたと思いますよ。しかし、○○さんの気持ちをもう一度、院長に相談してみましょう。これからうかがいますが、時間はまだ大丈夫ですか？」と冷静に話をしてください。

決して「ダメです！先生はきちんと飲んでください！と言っているのだから、飲んでください」と言ってしまったら、患者さんは「二度と、あのクリニックに行きたくない」と心の中で思ってしまう

ことでしょう。

　以下の**事例6〜事例13**について、それぞれ貴方自身で考えてみてください。

　(事例6) 電話での問い合わせです。初めての患者さんからクリニックまでの道順について、問い合わせがあった時、どのように説明しますか。

　(事例7) 予約時間に遅れて来院された患者さんに「約束の時間に遅れたので、診察時間がずれます」と言うと、患者さんは納得せず怒ってしまいました。どのように対応したらよかったのでしょうか。

　(事例8) 院内が混み合っています。常連の67歳の患者さんです。「昨夜から右の耳が痛くて眠れなかったよ。早く診てほしい」と言われたら、どのように対応しますか。

　(事例9) 院内はとても混み合っています。久しぶりに来院したサラリーマン患者さんです。「昨夜から右の耳が痛くて眠れませんでした。この後、会議があります」と言われたら、どう対応してあげますか。

　(事例10) 初診の患者さんから、診察日の問い合わせの電話がありました。院長の学会出席による休診日なのに、診療日と間違えて案内してしまいました。初診の方のお名前も、連絡先も尋ねていません。こんなとき、どうしたらいいのでしょうか。

　(事例11) 診察中、院長先生に「○○不動産ですが、先生をお願いいたします」と電話がありました。あなたはどのように対応されますか。

　(事例12) 会計窓口で「今日は2,300円です」と言うと「えっ！そんなに高いの」と言われました。あなたはこんな時、どのように対応されますか。

　(事例13) 診察中、院長へ○○耳鼻科の院長から電話です。○○耳

鼻科の先生は「先生は忙しそうだから、またにするよ」といって電話を切られました。こんな時、あなたはどのように対応しますか。

　私が事例にこだわるのは、スタッフが事例を通してその後、同じような出来事に臨機応変に対応できるようになり、それによって、より良いサービスにつなげることができるようになると思っているからです。つまり、多くの事例に学ぶことで、クリニックの防御策になると考えます。

藤原ENTクリニック　患者さんとの対話術マニュアル

ポイント１．患者さんとの会話が広がる技（絵１）
　　　　２．「なるほど」「確かに」と大きくうなずく技
　　　　３．患者さんとのアイコンタクトの技（絵２）
　　　　４．ミラーリングの技（絵３）
　　　　５．目配り、心配り、うなずきポーズの技（絵４）
　　　　６．患者さんが本心を知る技（絵５）

１．患者さんとの会話が広がる技

　絵１をご覧ください。当クリニックのスタッフの話です。
　子供の家庭訪問で担任の先生に「うちの子はいい子でしょうか」と尋ねたところ、先生は「はい、いい子です」と答えたそうです。スタッフとしては、先生の答えに期待していたようですが、先生の冷たい反応にがっかりしていました。それでは、尋ねられた担任の先生はこの時、どのように感じていたのでしょうか。漠然とした質問に対して、どう答えてあげていいかわからないと思ったかもしれ

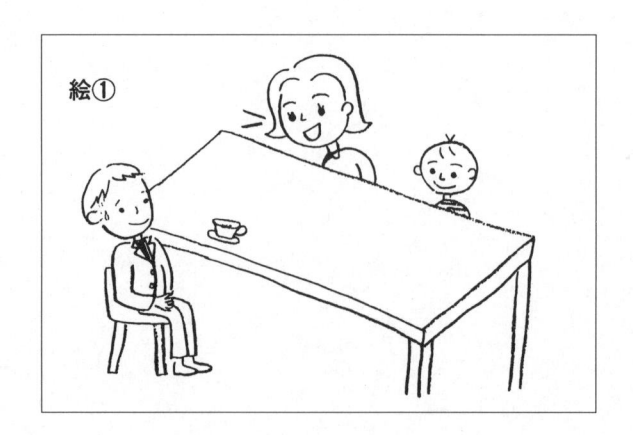

ません。
　このスタッフは当院ではベテラン受付スタッフであり、普段の受付プロの技で、先生が答えやすいように質問すればばよかったかもしれません。

お母さん　「先生、うちの子は普段、家の中ではコツコツと机に向かって、一人で何か作ることが好きなのですが、学校生活ではいかがでしょうか」
担任の先生　「はい、お母さん、学校ではみんなの中心になって仲良く遊んでいます。とってもいい子ですよ」
お母さん　「転校生であったため、いささかクラスのお友だちと仲良くやっているか心配していました」
担任の先生　「大丈夫ですよ。しっかり、勉強もやっています」
お母さん　「あ〜　よかったです。安心しました」

　上記は一例ですが、このようになれば会話も広がっていたでしょう。お互いに初対面の場合、緊張した雰囲気の中でいきなり質問をぶつけてしまうと、結局、会話は堅苦しくなり、会話も弾まなくなってしまうことがあります。これは、医療においても同じようなことが言えます。
　初診の患者さんに「今日はどうされましたか」と尋ねるよりも、クリニックの雰囲気に慣れていただくために「今日はおひとりでお見えになりましたか。すぐにここが（クリニック）おわかりになりましたか」など、患者さんとの会話を始めるためのウォーミングアップが必要ではないでしょうか。
　まずは相手が話したいという気持ちになるように、心を開いてあげる技が大切だと思います。

2.「なるほど」「確かに」と大きくうなずく技

　一般に「聞き手上手」は「あいづち上手」であると言われています。K先生は患者さんの話に耳を傾け、いつも素直に反応してあげます。K先生は相手の話が終わるやいなや「なるほど」とか「確かに」と大きくうなずき返事をされます。これには、患者さんも感激の様子です。また、K先生にはもう一つの聞き上手の技があります。

K先生　「お耳はどうでしたか」

お年寄りのYさん　「はい、先生、耳は調子がいいようです」

K先生　「あーそう、調子がいいですか？　それはよかった。他に何かありませんか」

Yさん　「先生、悩んでいることがあります。最近、腰が痛くて、そのうえ動かなくなってきました。J病院でリハビリをしてもらっているけど、動けないので困っています」

K先生　「うーん、それは困ったねー、腰が痛くて、うーん、悩んでしまうねえー、J病院の先生は何かおっしゃっていましたか」

　つまり、K先生は患者さんとの話をリピートし、さらに患者さんの話に共感してするため、患者さんはK先生に話したいという気持ちになります。あいづち、リピート、そして共感は聞き上手の技なのかもしれません。

3．患者さんとのアイコンタクトの技（絵2）

　私には目と目で挨拶を交わす患者さんがいます。このアイコンタクトの手法を私が取得したのは、あるささいな光景からでした。伊

Step 7 教育編

　丹空港の喫茶店でコーヒーを注文して、時間待ちをしていた時、隣席のビジネスマン風の中年男性が「オイ、ねぇーちゃん、僕にもコーヒーを持ってきて」と大きな声で、手を大きく振りながら言いました。しばらくして、また別の若いビジネスマンが喫茶店に入って来て、店員に軽く手を上げて、店員と目を合わせました。すると店員はニコニコと何も言わず、その男性に近づき「ご注文は何でしょうか」と尋ねました。「コーヒーをお願いします」。
　私はこの光景を見て、ビジネスマンのおしゃれなしぐさに、先ほどの中年ビジネスマンと違う品性を感じ、このおしゃれなしぐさは相手にも好印象を与えたことに気づきました。
　さて、私の場合、基本的スタンスとして患者さんと対話する時、まず患者さんに直接声をかけて対応することにしています。しかし、忙しい時はその場を離れることもできず、患者さんへ声をかけきれない現状があります。ところが、このアイコンタクトは遠い距離からも患者さんと挨拶を交わすことができるため、私にとって効果的な手法となっています。
　また、アイコンタクトには不思議な力があり、患者さんとの間に、

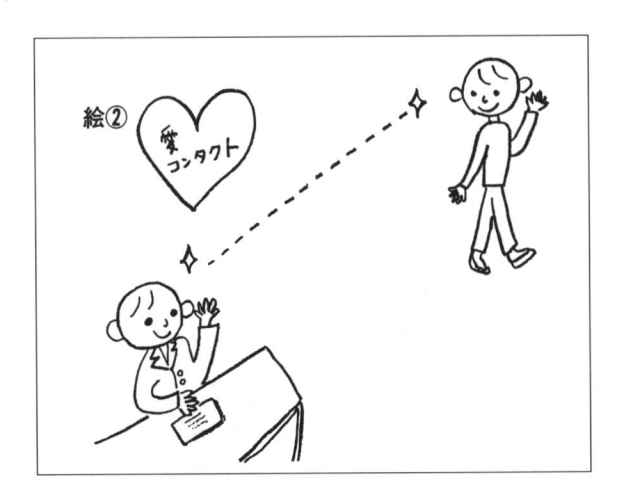

より親近感を与えてくれます。「手のひらを軽く開いて、あまり高くならない程度にちょっと手を上げて、相手と目と目で挨拶を交わす」アイコンタクトができる人は、相手に対していつも笑顔のサービスができる人だと思います。

　アイコンタクトは相手の目を見て会話する行為ですが、初対面では軽く１秒くらいでアイコンタクトを交わします。初診患者の場合、目で微笑みかけ、さらに軽く会釈すると、患者さんの心を解きほぐす効果もあるようです。

　上記は、患者さんと院長、スタッフ間にすでに信頼関係が出来上がっている時、目で挨拶を交わすことができます。「今日はいかがですか？」「こんにちは」「お元気？」など、心で会話をします。まさに愛コンタクトです。

４．ミラーリングの技（絵３）

　受付で対応するＫさんと患者Ｔさんを観察していると、２人の顔の表情やしぐさが似てくることがありました。これを「ミラーリング」と呼んでいるそうですが、絵３のように、頭の傾け方も手のポーズも同じになってきます。さらに気づいたことですが、話す会話の

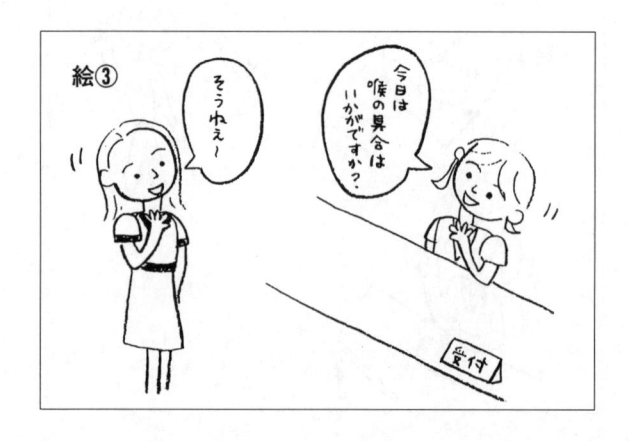

トーンも似てくるようです。このことからも、先に述べたK先生の相手との会話のリピートの技に加えて、さらに、表情やしぐさを相手に合わせて会話をすると、より会話がスムーズに進むようです。しかし、この行為は決して相手を真似て合わしているのではなく、自然と相手の波長に合ってくることが大切なようです。

5．目配り、心配り、うなずきポーズの技（絵4）

　看護師のTさんは、一度に4～5人の患者さんとアイコンタクトを交わすことができます。Tさんを観察していると、患者さんが話しかけた瞬間、必ずその患者さんのほうへ視線を送ります。そして、患者さんの話に大きくうなずきます。うなずきながら、次の瞬間、別の患者さんに「こんにちは」と目で挨拶を交わしています。また、Tさんは患者さんの気持ちをくみ取るために、会話の中でうなずきのポーズをとります。

　例えば、外来が混んでくると、Tさんは患者さんとの会話をすばやく済ませるために、うなずきが早くなってきます。しかし、この素早いうなずきの中に「あとで話を伺いますね」という暖かさも感

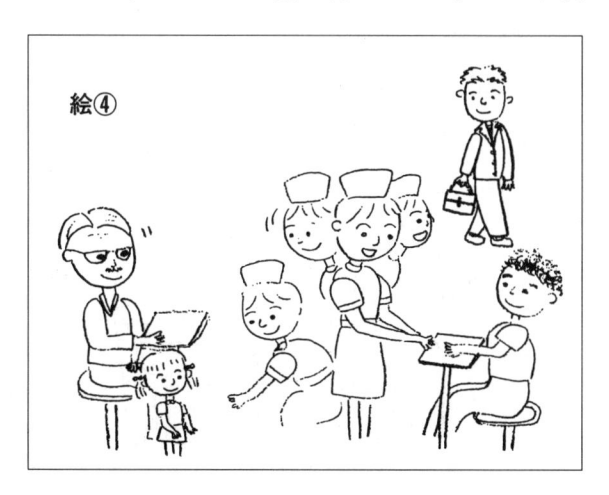

じます。また、浅いうなずきには、「よかった、よかった」「うん、うん（納得した）」という楽しい会話の表現でもあるようです。

　ゆっくりと時間をかけて患者さんと会話を交わす時は、深いうなずきに変わります。そして、患者さんの悩みに応えようとする時は、ゆっくり大きなうなずきとなります。Tさんのうなずきのポーズは聞き上手としての技なのでしょう。

6．患者さんが本心を知る技（絵5）

　診察の際に、脚を組んでいる患者さんを見かけることがあります。クリニックに受診されたHさんも、初診の時に脚を組んだ態度で診察を受けました。

　Hさん　「先生、いろいろ通ったけれど、自分の病気はなかなか治らないと思っていますよ。もう、あきらめているけれど、妻が（病院に）行けというから、うるさくてきました」。脚を組んだまま、さらにHさんは腕まで組んでしまいました。「先生、もう何をしても喉嗄れはとれませんよ」と怒った口調で話されます。

院長　「じゃあ、その治らんという喉を一度、診させてもらおうか。あなた、子供はいるの？」

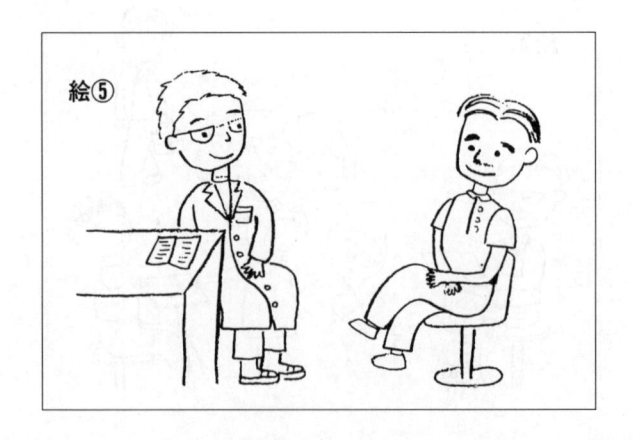

絵⑤

Hさん 「はい、小学生の……」
院長 「あなたもまともな生活をするようになれば、きっと治るよ。日が昇れば起きて、日が沈めば休む。あなたが寝ている時に、小学生の子供が帰ってきても話はできないよ」

　さて、脚や腕を組む行為は、相手を警戒している行為の表れであると言われています。Hさんのように、初診の時からすでに拒否した態度であれば、病気を治すことよりも患者さんの心を解きほぐすことが先決であると、院長は考えました。Hさんが、病気に対して不安を感じていたことを察知し、病気以外の話をして心を解きほぐすきっかけを作りました。

　先日の来院の時には、Hさんは脚を組む行為を止めていました。病気も徐々に軽快しています。院長の話によると、信頼関係ができた時、病気は心身共に治ると言っています。

　(1)〜(6)のそれぞれの技を自然にこなせるように、勉強を続けてください。現在、当院の「患者さんとの対話術マニュアル」として活用しています。

[終わりに]

アイデアを生かした患者サービス

　初版から2年8カ月、これまで厳しい、厳しいと言われながらも、大半の診療所は、何とかしのいできました。しかし、診療報酬改定のたびに、診療所も小手先の対応では医療経営が成り立たない時代になってきたと現場にいて強く感じます。

　当院のひらめきアイデアは、日常診療の中で患者さんと触れ合い「どうしたら、患者さんにニコニコ喜んでいただけるだろうか」という、ごく当たり前の気持ちの中から生まれたアイデアをシステム化したものです。ただ、相変わらずクリニックのアイデアの発案者は、院長や事務長である私です。今回は、特にスタッフ教育に重点を置いて紹介させていただきました。やはり現場で働くスタッフは、いつもニコニコと元気でなければ、アイデアも輝いてはきません。

　当院はおかげさまで、患者さんが多いクリニックとして評判をいただいておりますが、増患対策に特効薬はないと思います。増患は、日々の診療の中でどれだけ患者さんと向かい合い、患者さんの声を感じ、患者さんのために汗を流したかという積み重ねであると感じているからです。

　つまり、これからの魅力ある病医院づくりは、アメニティだけでは患者さんの心をつかむことはできません。患者さんの心理を瞬時に読みとる能力こそ、病医院の強みであり、病医院の繁栄を左右すると感じます。

　まだまだ患者さんに近い診療所のスタッフとして、これからも医療現場からきらりと輝くアイデアを発信していきたいと思っています。

　　2004年6月

　　　　　　　　　　藤原ENTクリニック　事務長　木村　結花

〔監修者・著者紹介〕

藤原久郎（ふじわら　ひさお）

1949年長崎県生まれ。長崎大学医学部卒。同大学院修了。長崎大学医学部耳鼻咽喉科へ入局後、帝京大学へ国内留学。佐世保総合病院耳鼻咽喉科医長、長崎大学医学部耳鼻咽喉科講師、国立長崎中央病院耳鼻咽喉科医長など経て、平成元年、長崎市にて開業。平成5年、現在地に移転、日帰り外来手術専門クリニックを開設し、現在に至る。非侵襲性鼻アレルギーレーザー手術のパイオニア。

木村結花（きむら　ゆか）

1958年福岡県生まれ。西南学院大学卒。㈱旭硝子(秘書)、医事研を経て、1990年医療法人藤原ENTクリニック耳鼻咽喉科入職。誠心誠意をモットーに、クリニックにおける地域医療の新展開に心を砕いている。現在、同医院の事務長として地域若手スタッフの育成に力を注いでいる。

アイデアを生かした患者サービス事例集

2001年9月4日　第1版第1刷発行　　　定価はカバーに表
2004年6月30日　第2版第1刷発行　　　示してあります。

　　　　　　　　　　　監修者　藤　原　久　郎
　　　　　　　　　　　著　者　木　村　結　花
　　　　　　　　　　　発行者　平　　　盛　之

発　行　所　　㈱産労総合研究所
　　　　　　　出版部　経営書院

〒102-0093　東京都千代田区平河町2-4-7　清瀬会館
　　　　　　電話　03（3237）1601　振替　00180-0-11361

落丁・乱丁本はお取り替えいたします。　　　印刷・製本　藤原印刷株式会社
　　　　　　　ISBN　4-87913-890-8　C3047